15 ESTRATEGIAS NUTRICIONALES PARA FORTALECER TU SISTEMA INMUNE

y enfrentar la próxima pandemia.

15 ESTRATEGIAS NUTRICIONALES PARA FORTALECER TU SISTEMA INMUNE
y enfrentar la próxima pandemia.

Autor
**DR ANGEL
NUTRICION**

ISBN: 978-958-48-9154-9
Promoción de la Salud.
Ciencia y Tecnología.

A todos aquellos que de una u otra forma
han ayudado a otros a soportar una pandemia, así como
a los que lo harán en un futuro.

¡GRACIAS!

En la Organización Global Para Una Mejor Nutrición (GOBN) estamos agradecidos contigo por haber adquirido este libro y esperamos que te ayude a sobrellevar varias enfermedades infecciosas, las cuales podrás vencer ahora fácilmente.

El autor:

Dr Angel Nutricion: quien siempre ha creído que el desarrollo intelectual debe basarse en al menos cinco actividades fundamentales: tener una profesión, tocar un instrumento musical, practicar al menos un deporte, coleccionar algo y tener una afición. Por lo tanto, lo presentaremos según su propia creencia, así que él es Nutricionista profesional especializado en Inmuno-nutrición, intenta tocar la guitarra, le gusta el ciclomontañismo y el buceo, colecciona escudos de un famoso restaurante con presencia a nivel mundial y es aficionado a la fotografía. Afortunadamente él mismo reconoce que de estas actividades en la única en la que debes intentar ser el mejor del mundo es en tu profesión, algo en lo que realmente se empeña, siendo miembro de la Asociación Americana de Nutrición, ha sido profesor universitario, conferencista internacional, investigador, asesor de varias sociedades científicas así como de la industria de alimentos a nivel mundial, pero lo que más lo enorgullece es ser fundador y director científico de la Organización Global Para Una Mejor Nutrición.

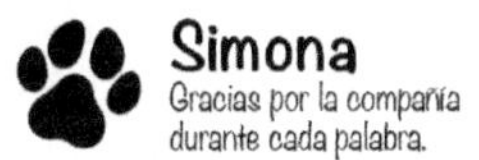

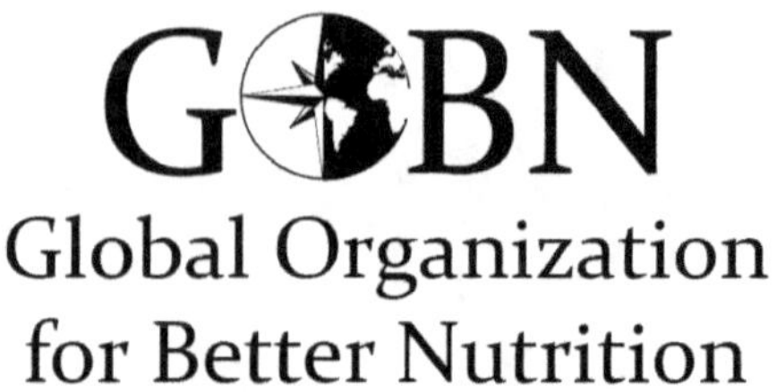

Global Organization
for Better Nutrition

Organización Global Para Una Mejor Nutrición

Nuestra misión
"hacer realidad una mejor nutrición para todos".

ESTÁS A PUNTO DE SER UNO DE NUESTROS MIEMBROS.

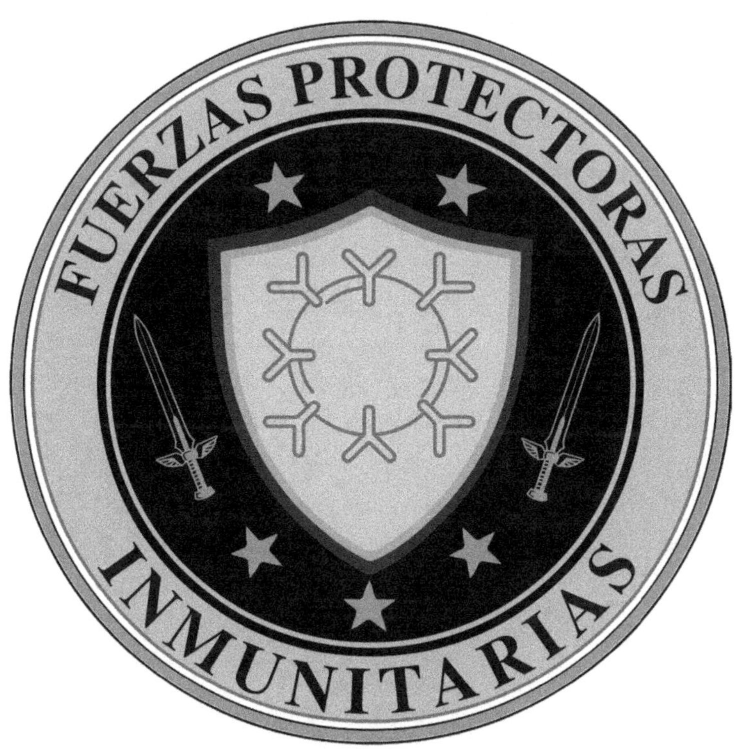

G⊕BN

Global Organization
for Better Nutrition

Organización Global Para Una Mejor Nutrición

ÍNDICE

ENEMIGOS INVISIBLES SE HACEN MUY VISIBLES.

La navidad del año 2019 trajo un obsequio a toda la humanidad que ningún niño habría escrito en su carta de deseos, incluso ni en la peor de sus pesadillas, el paquete traía literalmente un veneno, palabra que en latín se pronuncia virus; sin embargo, en esta ocasión no era una pócima letal en un frasco, sino una diminuta partícula cien veces más pequeña que, algo tan pequeño, como una bacteria, por tanto, imposible de ver a simple vista. Como resultado, el regalo que trajo la navidad de aquel año sería uno invisible, pero que se haría notar a gran escala, causando cientos de miles de muertes, millones de enfermos, paralizando de miedo al mundo entero, generando la detención de todos los vuelos comerciales, cierres de cruceros, restaurantes, establecimientos públicos y encerrando a millones de personas en sus casas por meses, se trataba de un virus real, y este el impacto que puede generar algo tan diminuto, pero que logra propagarse a gran velocidad utilizando a las personas infectadas como vehículo.

En 500 años los seres humanos hemos sido atacados

por 14 grandes pestes que afectaron principalmente las vías respiratorias de sus víctimas, en promedio una cada 35 años, las cuales se hacen cada vez más frecuentes. Una de las pandemias más letales de la historia fue la Gripe Española, producto del virus H1N1 en 1918, que produjo la muerte de aproximadamente 24 millones de personas en el mundo en tan solo dos años, luego vinieron las Gripes Asiática (1957) y Hong Kong (1968) que transcurrieron con tan solo una década de diferencia matando a más de cinco millones de personas. Durante el siglo XXI han surgido nuevos brotes infecciosos como el SARS (Síndrome Respiratorio Agudo Severo) en 2002, MERS (Síndrome Respiratorio del Medio Oriente) en 2013 y COVID-19 (Enfermedad por Coronavirus de 2019), las tres altamente mortales. Además de todas estas tragedias de dimensiones globales, se debe tener en cuenta a los virus que cada año son responsables de enfermedades respiratorias menos graves, pero que igual no pasan desapercibidas, las cuales mencionadas progresivamente según su gravedad y riesgo de muerte son; Virus Sincitial Respiratorio y Rinovirus, que causan irritaciones leves en garganta y otras molestias propias del Resfriado Común, Influenza, responsable de las Gripes que cursan con síntomas como fiebre alta, abundantes secreciones nasales, tos, dolor generalizado y decaimiento, luego vienen los Coronavirus culpables de los Síndromes Respiratorios Agudos caracterizados por generar fácilmente complicaciones pulmonares como la Neumonía. Solo los tres primeros tipos de virus causan anualmente medio millón de muertes y doscientos millones de enfermos a lo largo y ancho del planeta. Además, existen otros agentes infecciosos que aún representan cierto riesgo de enfermedad, como el hantavirus, un microbio que pasa de los ratones a los humanos por contacto directo con un animal infectado o aspiración de aire infestado por sus heces u orina. Aunque esta enfermedad no se trasmite entre personas, es una muestra más de lo expuestos que podemos estar en determinados momentos, con solo respirar en un lugar al limpiarlo después de mucho tiempo, hacer senderismo, acampar o realizar algunos trabajos que impliquen acceso a zonas con roedores. Así como mientras interactuamos con personas en el trabajo, usamos los baños en centros comerciales o al viajar en avión por más de siete horas, sí volvemos a centrarnos en los virus de la Gripe.

Dejando de lado las fatalidades, el impacto de las enfermedades infecciosas respiratorias no solo se limita a las vidas perdidas cada vez que aparece un nuevo patógeno, pues el Resfriado Común, que suelen desarrollar los adultos en dos a cuatro ocasiones al año, y los niños hasta ocho veces, se estima que genera 150 millones de ausencias laborales en todo el planeta y 190 millones de días escolares perdidos cada año, convirtiendo a esta enfermedad en la principal causa de ausentismo en sendos rubros, generando un impacto económico que supera los 20 mil millones de dólares y poniendo en riesgo de serias complicaciones de salud a los más vulnerables; todos aquellos con un sistema inmunológico debilitado debido a enfermedades como la hipertensión, obesidad, diabetes, problemas cardíacos, cáncer o depresión. Aunque, también quienes están completamente sanos podrían ser susceptibles de enfermar gravemente por un agente infeccioso, ya que los mayores de 60 años, deportistas que se ejercitan a intensidades altas, trabajadores sometidos a estrés o aquellos que no duermen bien suelen tener un sistema de defensa disminuido que los hace especialmente vulnerables a gripes o epidemias graves.

Increíblemente, estos enemigos invisibles y altamente letales no los podemos combatir con muchas de las herramientas de la medicina moderna, ya que los virus, a diferencia de las bacterias, no son propensos a los antibióticos; aunque muchas de estas últimas también están desarrollando resistencia a gran velocidad debido al uso indiscriminado de estas medicinas, por lo que hoy en día es común la Tuberculosis resistente, una enfermedad pulmonar bastante compleja. Así que como humanos nuestras mejores estrategias para evitar ser víctimas de una pandemia grave son medidas tan básicas como mantener un cierto distanciamiento individual cuando estamos en sitios concurridos, evitando el contacto cercano con desconocidos, especialmente enfermos, al dejar una distancia que oscila entre los dos a diez metros (6 a 35 pies), dependerá de las características del virus. El lavado repetitivo y concienzudo de nuestras manos varias veces al día, con el fin de evitar que un posible virus presente en ellas, tenga acceso a las puertas de entrada de las vías respiratorias, nariz, boca, ojos y oídos. Igualmente, desinfectar constantemente las superficies con las que tenemos contacto, así como utilizar una mascara facial, tapabocas o barbijo en sitios públicos para evadir infectarnos y/o contagiar a otros. Sin embargo, las anteriores medidas solo evitarán que el microorganismo se adhiera a tu cuerpo y te invada, de modo que si fallan estarás a merced de la enfermedad.

Por otra parte, aun queda una importante herramienta con un potencial enorme frente a las enfermedades contagiosas, que no solo servirá para evitar ser infectado, también reducirá la severidad de los síntomas, duración de la infección, evadirás serías complicaciones, te ayudará a responder mejor a una vacuna, favorecerá la salud general y además ahorras dinero al reducir el uso de medicamentos, esta es la inefable buena nutrición, de la cual habrás escuchado que al fortalecer el Sistema Inmune es el arma más potente para combatir una pandemia, pero tal vez nadie te ha enseñado a usar esa arma; pues bien, este libro trata sobre eso, comenzando con una visión general del impacto de la alimentación en tu salud, pasando a instruir sobre el uso de las vitaminas C, D y E, los minerales zinc y selenio; y cómo los podrás asegurar en tu dieta diaria con las porciones especificas de alimentos que adquieres en el supermercado, así como todos los suplementos nutricionales indicados para tu Sistema Inmune. Sin olvidar que al igual que toda arma, la nutrición también puede representar riesgos para la salud cuando caes víctima de anuncios publicitarios que no son los indicados para ti. Por lo tanto, prepárete, pues te entrenaremos rápidamente para combatir contra más de doscientos virus que pueden producir enfermedades tan frecuentes como el Resfriado Común, hasta graves pandemias que amenazan la supervivencia de la humanidad, para ello deberás asumir el liderazgo del ejército más poderoso del mundo, uno que está en tu interior y te puede salvar la vida en repetidas ocasiones, las Fuerzas Protectoras Inmunitarias (FPI).

TÚ ERES EL COMANDANTE DEL EJÉRCITO MÁS PODEROSO DEL MUNDO.

Probablemente te gusten las películas de guerra, aquellas que narran batallas épicas contra grandes invasiones alienígenas o hipotéticas contiendas entre varios mundos, así como producciones basadas en novelas históricas sobre la segunda guerra mundial o como un país logró su independencia. Pues bien, dentro de tu mismo cuerpo ocurren a diario sucesos aún más impresionantes a nivel microscópico, pues sin saberlo, e indiferente del género, tú eres el comandante de un enorme ejército, mayor en número de soldados y tecnología que el de la más grande potencia mundial militar. Son las Fuerzas Protectoras Inmunitarias (FPI), o Sistema Inmune, y tú eres el único responsable de ellas, es momento de que les pongas más atención.

Una muestra de lo olvidadas que has tenido a las FPI, o Sistema Inmune, es que al nombrarte tres de sus principales centros de comando en el cuerpo, probablemente no los identificaras claramente, siendo estos el Timo, Ganglios Linfáticos y el Bazo. Tampoco te será fácil reconocer a sus soldados, una élite de células altamente entrenadas conocidas como Leucocitos o Glóbulos Blancos, de los cuales tú comandas 45 millones de ellos; es decir, cuentas con un ejército equivalente a toda la población de un país de tamaño mediano. Estas tropas a su vez se dividen en cinco categorías, similar a como las Fuerzas Armadas de Estados Unidos se separan en seis grupos; Ejército, Marines, Armada, Fuerza Aérea, Espacial y Guardia Costera. En el caso de las células, las principales de ellas serán dos tipos, los Neutrófilos, equivalentes al Ejército, por ser las más numerosas, y los Linfocitos, equivalentes a la Fuerza Aérea, por su grado de especialidad y complejidad, los otros tres serán básicamente sistemas de refuerzo.

Una vez conformadas las fuerzas de defensa, lo siguiente será proveerlas de armas, ya que querrás que tus soldados cuenten con los mejores fusiles, misiles, tanques, aviones y drones; que en el interior de tu organismo serán equivalentes a compuestos químicos tan complejos como los arsenales existentes hoy en día, pero entre ellos sobresalen un grupo de cinco proteínas llamadas Anticuerpos, de uso exclusivo de la Fuerza Aérea, Linfocitos, un avance tecnológico con el que los seres humanos contamos hace miles de años equivalente al desarrollo de las armas dirigidas por coordenadas, calor o rayo láser. Por lo tanto, los Anticuerpos serán los que permitan marcar un enemigo para que las fuerzas de ataque puedan identificarlo y destruirlo de forma eficiente. Este mismo mecanismo es el que permite el desarrollo de vacunas contra virus y bacterias, ya que básicamente la finalidad de ellas es infiltrar un pseudo-enemigo con el fin de que tus fuerzas de defensa aprendan a reconocer al verdadero, para que el día que este intente atacar realmente, tus sistemas de inteligencia inmune cuenten con la información necesaria para identificarlo rápidamente y destruirlo antes de que se propague en tu interior.

Todas las capacidades de tus FPI serán usadas para

cumplir dos misiones fundamentales, una de VIGILANCIA constante dentro de las fronteras de tu cuerpo, las cuales están protegidas por la muralla difícilmente penetrable que es la piel, sin embargo, como cualquier fortaleza existen puntos débiles, como lo son la nariz, boca, ojos y oídos, además de los genitales para algunos virus de transmisión sexual. Por lo tanto, tus soldados rondaran por todo el cuerpo en búsqueda de intrusos para destruirlos, aún si no lo reconocen específicamente, una misión propia de aquellos miembros que pertenecen al Ejército (Neutrófilos). Pero cuando un parásito evade todos los sistemas de vigilancia, logra infectar tus células e inicia su replicación en ellas, dañándolas y enfermándote, tus fuerzas inmunitarias deben ponerse en modo de ATAQUE; una situación que las llevará al extremo de sus capacidades y en la que muchos de tus guerreros caerán si tú como comandante no extremas el apoyo con insumos nutricionales, los cuales le ayudaran a tus soldados para hacer de los síntomas de la infección algo más llevadero, recortar la duración de la enfermedad y evitar serias complicaciones; por ejemplo, una Gripe que evoluciona a Neumonía.

Por otra parte, una vez se supera la convalecencia y se ha sometido al enemigo, algunos miembros del servicio de inteligencia de la Fuerza Aérea (Linfocitos), se encargarán de realizar un archivo que incluye toda la información del enemigo que fue derrotado, de esta forma ante otro nuevo ataque de este mismo agente infeccioso, los servicios especiales podrán ordenar una nueva envestida mucho más rápida y eficiente, frustrando así la acometida repetitiva del enemigo. Sin embargo, esa información suele extraviarse relativamente fácil y luego de unos meses o años la protección adicional contra el agente que te enfermó se desvanece, volviendo a dejarte a merced de un nuevo ataque. Por lo tanto, cualquier ayuda que fortalezca alguno de los procesos descritos será fundamental para reforzar tu sistema de defensa, especialmente en los momentos de la vida en los que este se hace más susceptible, como lo es la vejez, etapa de la vida en la que tus soldados reducen su número, se hacen más lentos, menos fuertes, perderán su memoria y se les dificultará destruir a un enemigo; pero no podrás criticarlos, pues a ti te estará sucediendo lo mismo. No obstante, a cualquier edad podrás poner en práctica las 15 Estrategias Nutricionales Para Fortalecer Tu Sistema Inmune y Enfrentar la Próxima Pandemia.

Todos estos planes son extremadamente seguros, siempre y cuando los lleves a cabo según las indicaciones básicas, así como podrás combinar varios de ellos según lo consideres necesario, de hecho, algunos deberías ponerlos en práctica todos los días de tu vida (revisa VISITA AL PENTADECÁGONO), y aunque el nivel de efectividad de cada uno no es del 100%; individualmente tienen la misma eficacia que los más avanzados medicamentos antivirales o antibióticos; aún contra las afecciones más graves, siendo también superiores a muchos medicamentos tradicionales para la Gripe que solo se limitan a controlar los síntomas, pero no a combatir la infección. Es decir, el potencial de estas estrategias nutricionales es impresionantemente alto y lo mejor con lo que los humanos contamos para derrotar a esos enemigos invisibles.

A pesar de la seguridad y efectividad de la nutrición para apoyar a tus FPI, Sistema Inmune, varias de las indicaciones no deben seguirse por personas bajo terapia de inmunosupresión por transplantes de órganos, quienes usan corticoides de forma crónica o padecen enfermedades autoinmunes; condiciones médicas muy serías de las que seguro estarás enterado de tenerlas si fuera tu caso. Por otra parte, para quienes no presentan ninguno de estos trastornos, deben saber que poner en práctica cualquier estrategia propuesta aquí no limitará el uso de medicamentos indicados para controlar los síntomas del Resfriado Común o Gripe, así como no reemplazarán las indicaciones necesarias para los casos más pronunciados que requieran la asistencia de tu médico personal.

Una vez hechas las advertencias pertinentes solo nos queda mencionarte que por puro capricho utilizaremos el Alfabeto Radiofónico para nombrar los planes nutricionales propuestos, de esta forma te sentirás como ese líder que tus soldados inmunológicos requieren para protegerte mejor.

ESTRATEGIA NUTRICIONAL 01
ALIMENTARTE PARA MANTENERTE SANO, TE MANTENDRÁ SANO.

Las enfermedades infecciosas siempre atacarán a los humanos y pondrán a prueba dos principios; la sobrevivencia de quien mejor se adapta, así como el hecho de que, lo que no te mata te hará más fuerte, pero precisamente, en ambos rubros una buena alimentación será indispensable. Infecciones respiratorias como la Influenza, el SARS, MERS o COVID-19 siempre han producido más víctimas entre las personas mayores, no solo porque sus sistemas inmunes ya no son los mismos que cuando tenían 20 años menos, más importante es que al envejecer la prevalencia de enfermedades cardíacas, diabetes, hipertensión, obesidad, demencia senil o cáncer es cada vez mayor, justamente debido a malos hábitos nutricionales a lo largo de la vida. Esto se hizo especialmente evidente en Italia en el 2020, país donde el COVID-19 atacó despiadadamente a la población en su etapa inicial, observándose que de las primeras 350 muertes de mayores de 80 años, solo tres de ellas se dieron en personas de esta edad que estaban completamente sanas antes de adquirir la infección, mientras las demás se presentaron progresivamente en quienes el virus atacó y ya tenían una o más condiciones médicas preexistentes. Al poco tiempo, en la ciudad de Nueva York los análisis mostraron que de 5.700 pacientes infectados de todas las edades que fueron recibidos en 12 hospitales metropolitanos, 57% de ellos eran hipertensos, 42% obesos y 39% diabéticos, dejando una clara evidencia de que quienes eran más susceptibles de agravarse y requerir hospitalización son las personas con este tipo de enfermedades, pues la infección por COVID-19 en la mayoría de los casos debería poderse tratar en casa. Por otra parte, una visión menos dramática, igualmente nos recuerda que el Centro de Control de Enfermedades de Estados Unidos (CDC) desde la pandemia de Influenza del 2009 clasificó a las personas obesas como individuos altamente susceptibles a las Gripes y sus complicaciones.

Al mismo tiempo, el COVID-19 también le dejó a los humanos otra lección relacionada con mantener un buen estado de salud, ya que debido al colapso de los sistemas hospitalarios por el gran número de enfermos, muchas personas se vieron afectadas negativamente al buscar atención médica para su enfermedad crónica, pues tener un infarto, un accidente cerebrovascular o una descompensación de la diabetes nunca ha sido una buena idea, pero mucho menos lo sería mientras la pandemia colapsaba las camas en las clínicas alrededor de todo el mundo.

Por consiguiente, muchas veces lo que realmente pone tu vida en riesgo es lo que comes a diario, no un agente infeccioso, así que un buen comandante se esforzará día tras día para alimentar sanamente a sus tropas, sin importar las deliciosas tentaciones que el enemigo ponga en su camino, el plan no es simple de seguir, pero definitivamente valdrá la pena.

PLAN ALPHA – VIGILANCIA.

Una sana alimentación involucra varios aspectos a tener en cuenta, y aunque contar o restringir calorías para evitar subir de peso, o perder kilos, es bastante útil, muchas veces lo que dejas de comer es incluso más importante, tengas o no exceso de peso. Especialmente, si nos centramos en los alimentos que la Organización Global Para Una Mejor Nutrición clasifica como Protectores; frutas, verduras, agua, café y té. Respecto a los vegetales notarás que los nombraremos en repetidas ocasiones como fuente de importantes nutrientes, pero el té verde cobra especial relevancia frente a las enfermedades infecciosas, ya que varios experimentos realizados en Japón muestran que tomar dos a cinco tazas por día durante cinco meses refuerza la protección contra las Gripes, al igual que utilizar cápsulas de té, para quienes no gustan de la bebida en su estado natural, pues dicha función se da siempre y cuando la bebida consumida sea un extracto real de la planta Camellia Sinensis, ya que son los antioxidantes presentes en sus hojas los que fortalecen las defensas, los cuales por ejemplo, no suelen estar presentes en las concentraciones indicadas en los tés fríos embotellados.

También será importante controlar la grasas que ingieres con tu dieta, pues los excesos de esta, la reutilización indiscriminada de aceites, así como el bajo consumo de omega 3, especialmente de los procedentes de pescados de origen marino, tienden a promover estados inflamatorios dentro de tu cuerpo que afectan negativamente las capacidades de tus soldados de las Fuerzas Protectoras Inmunitarias (FPI).

Aunque estos son solo tres pequeños consejos sobre tu alimentación relacionados con el Sistema Inmune, iremos sumando otros con las demás estrategias, pero varios aspectos de tu nutrición requerirán de la intervención de un nutricionista profesional que personalice tus necesidades.

ESTRATEGIA NUTRICIONAL 02
CREER EN MILAGROS PUEDE SER PELIGROSO.

En todo el mundo las personas tienden a darle poderes curativos a lo extraño por el simple hecho de serlo, y con los alimentos este fenómeno es aún más notorio, solo basta con que una fruta sea exótica en un país para otorgarle propiedades medicinales, muchas veces con un argumento tan simple como su forma; así que si la próstata tiene una silueta similar a una pera, dicha fruta podría prevenir el cáncer en este órgano. En otras ocasiones, empresarios sin escrúpulos tratan de aprovecharse aún más de la necesidad de las personas de un remedio y llevan el fenómeno a su máxima expresión, un claro ejemplo de ello se dio en la década de los noventa con una fruta llamada noni, originaria de la Polinesia Francesa, sobre la cual se monto una descarada estrategia publicitaria sin el más mínimo sustento científico, sin embargo, lograron vender millones de botellas de su jugo a precios exhorbitantes por todo el mundo, afortunadamente, sin más consecuencias que desocupar un poco las billeteras de los incautos. Pero los alimentos de origen animal no escapan a estos usos y representan riesgos más altos para la salud. La pandemia del COVID-19 se originó en la ciudad China de Wuhan, una enorme metrópolis en la que los platos exóticos están a la orden del día, con el agravante de que cerca de ella existen cuevas donde habitan extrañas clases de murciélagos que se comercializan vivos en varios mercados locales, bajo el pretexto de que el cliente procura verificar la frescura del producto que está adquiriendo, de hecho, a muchos se les permite llevar el ejemplar vivo a sus casas. Otro animal víctima de este tipo de comercio son los pangolines, un pequeño mamífero de hábitos nocturnos cuya carne es muy apetecida y sus grandes escamas, que lo cubren ordenadamente desde su cuello hasta la cola, son usadas en oriente por sus supuestas propiedades medicinales sobre el asma, la artritis y el reumatismo, algo que llevó a que el pangolín se considerara una especie en vía de extinción, ya que se cazan alrededor de tres millones de ellos cada año para ser traficados por toda Asia, por lo que fácilmente en los mercados mojados típicos de China se pudo dar el traspaso del SARS-CoV-2, el tipo de coronavirus que genera el COVID-19 y es característico de los murciélagos, al pangolin, y de este animal al ser humano, al cual es el único que enferma gravemente.

De hecho, las principales enfermedades infecciosas de la humanidad han tenido un origen similar, la Gripe Aviar era un virus procedente de las aves migratorias que pasó a los pollos y patos. El primer SARS de 2003 fue transferido de los murciélagos a la Civeta de las Palmeras, una criatura de hábitos nocturnos emparentada con los mapaches, mientras el MERS se originó con el consumo de leche y carne de camello. Asimismo el temible ébola, que también tenia como reservorio inicial a los alados mamíferos, llegó al hombre por su interacción gastronómica con monos. Nada de esto es demasiado extraño si tenemos en cuenta que cada vez el hombre irrumpe más en zonas selváticas e interactúa con animales salvajes, un proceso que seguro de no frenarse seguirá poniendo en aprietos a los humanos, en especial si se tiene en cuenta que también en las plantas hay virus y bacterias que algún día podrían generar una enorme sorpresa.

A pesar de esto, muchos continuan tomando sangre de ciervo y toro, ingiriendo extraños insectos, sopa de aleta de tiburón y pagando altas sumas de dinero por alimentos que representan más riesgos que beneficios; no solo para quienes lo consumen, sino para todos en el mundo, ya que esta fue una de las grandes enseñanzas que nos dejo una de las más fuertes pandemias que el ser humano ha enfrentado en los últimos tiempos. Así que, si deseas usar un alimento o suplemento extraño proveniente de alguna planta o animal, lo mejor será consultarlo con tu nutricionista de confianza, seguro ahorrarás dinero, no caerás en las redes de empresarios inescrupulosos y evitarás ser quién inicie la siguiente epidemia en el mundo.

ESTRATEGIA NUTRICIONAL 03
FUNDAMENTAL EN TIEMPOS DE PAZ, PERO LO ES AÚN MÁS EN ÉPOCAS DE GUERRA.

A nivel mundial se considera que la deficiencia de Vitamina C es una de las cuatro carencias nutricionales más comunes, pues en los países con sistemas de salud sólidos como los Estados Unidos, han logrado estimar que de cada 100 personas 13 presentan bajas concentraciones de este nutriente en su sangre, siendo los más propensos a ello quienes comen pocos vegetales, los fumadores y las personas de bajos ingresos, situación que probablemente se replica en el resto del mundo con cifras incluso más impactantes, lo cual pone en especial riesgo de desarrollar infecciones respiratorias a estas personas, por lo tanto, como comandante de tus Fuerzas Protectoras Inmunitarias (FPI), Sistema Inmune, te debes asegurar de suministrarles suficiente Vitamina C para mantenerlas en la mejor forma posible, aunque en caso de guerra, este será uno de los suministros que más deberás suplementar, afortunadamente, es barato, fácil de obtener y bastante seguro.

La vitamina C es necesaria para muchas de las funciones que deben cumplir las FPI, pero especialmente en aquellas que no dependen de la inteligencia militar, esto debido a que los soldados entrenados como Neutrófilos, requieren de este nutriente para poder hacer una de sus principales tareas, ir a enfrentar cara a cara a los enemigos que por primera vez tratan de invadir tu organismo. Cuando este nutriente es deficiente en el cuerpo estos soldados pierden la capacidad de responder rápidamente a un llamado de emergencia, haciendo que salir de su cuartel e ir hasta el lugar donde se está presentando el ataque se haga de forma lenta; ese tiempo perdido es utilizado por los microenemigos para invadir rápidamente la nariz, garganta, pulmones o la vía digestiva y así se desencadena una infección que no pudo detenerse a tiempo. Por otra parte, esta vitamina también apoya la inteligencia militar, pues facilita que los Linfocitos, la Fuerza Aérea, especialice a sus pilotos al poderlos categorizar en las clases conocidas como B y T, algo que a su vez promueve la formación de Anticuerpos; las armas que permiten identificar a los enemigos que vuelven a intentar reinfectarte, por lo tanto, este nutriente también será indispensable al momento de reaccionar ante una vacuna. Este último aspecto es realmente relevante, ya que una vez los científicos desarrollan vacunas para las enfermedades infecciosas, muchas personas no acceden a ellas por considerar que estas, aunque producen síntomas leves, también los enferman, algo que se refleja en el hecho de que solo el 30% de las personas mayores se vacunan anualmente contra la Influenza. Por lo tanto, no proveer a tus fuerzas protectoras con este nutriente, será como dejar sin combustible a los vehículos en los que ellas se movilizan, algo que millones de comandantes irresponsables hacen alrededor del mundo, es más, cientos de dirigentes se empeñan en quitarle este suministro a sus ejércitos, ellos son quienes fuman o conviven con fumadores.

La vitamina C es uno de los nutrientes más estudiados por su relación con las enfermedades infecciosas, ya que la existencia de más de 200 virus capaces de producir un resfriado y muchos otros microorganismos que pueden enfermar gravemente tus pulmones, han llevado a los expertos a analizar su efecto a fondo, encontrando que corregir cualquier deficiencia en la dieta se refleja en una reducción de los episodios de Gripe que esa persona presenta en promedio cada año, un fenómeno importante sí se contempla desde el punto de vista de lo molesta que es la enfermedad en si misma y el riesgo que conlleva para una complicación, pero especialmente, porque esa afirmación nos muestra que no dar suficiente de este nutriente a diario a nuestro cuerpo debilita el Sistema Inmune, algo que adicionalmente podría facilitar el riesgo de desarrollar ciertos tipos de cáncer. Por lo tanto, como comandante deberás asegurarte de obtenerla a partir de tu nutrición y para ello debes plantearte seguir uno de estos planes.

PLAN BRAVO – VIGILANCIA.

Los vegetales son fuente fundamental de vitamina C, pero también, alimentos muy olvidados en la mesa de la mayoría de personas en el mundo a pesar de sus diversos beneficios para la salud, más allá de la prevención de infecciones. Su papel es tan importante en la dieta que la Organización Global Para Una Mejor Nutrición recomienda consumir tres porciones de fruta y cuatro de verduras al día, pero van incluso más allá y han clasificado a algunas de las frutas en un subgrupo llamado Frutas Ricas En Vitamina C, alimentos de los cuales una sola porción puede aportar entre la mitad y dos veces los requerimientos de este nutriente tanto para niños como adultos. Con respecto a las verduras, que son subdividas en cuatro grupos, destacan las Crucíferas como buenas fuentes de esta vitamina, por lo tanto, un buen comandante deberá cumplir la misión de ingerir dos porciones diarias de estos alimentos; preferiblemente uno por cada subgrupo. Así que ingresa al almacén de armas y escoge las de tu predilección.

Frutas Ricas En Vitamina C.

Fresa o frutilla, seis unidades.
Guayaba, media unidad.
Kiwi, una unidad.
Naranja, media unidad.
Papaya o lechosa, un tercio de una rebanada gruesa.
Piña o ananá, media rebanada delgada.

Si prefieres consumir la fruta en jugo, procura prepararlo usando la cantidad correspondiente a cada porción y adicionar solamente agua.

Vegetales Crucíferos.

Brócoli o brecól, tres trozos.
Coliflor, tres trozos.
Kale, cuatro hojas.
Repollo, tres cuartas partes de una taza.

Ingerir cada día dos porciones de estos alimentos reducirá las gripes que te den anualmente, así como las ausencias laborales o escolares en un 25%. Pero en los niños menores de 12 años, personas mayores de 65 años, así como en los diabéticos, se espera que el efecto sea aún más impactante. Sin embargo, sí fumas, o convives con alguien que lo hace, así como las personas que realizan ejercicio de forma intensa, maratonistas, esquiadores o nadadores profesionales, será recomendable incrementar a tres las raciones que ingieran a diario. Aunque un comandante responsable, preferirá abandonar el tabaquismo y evitar convertirse en diabético, si aún está a tiempo de hacerlo.

PLAN CHARLIE – VIGILANCIA OPTATIVO.

Si para ti consumir los alimentos mencionados a diario te suena tan complicado como invadir las playas de Normandía en Francia durante la parte final de la segunda guerra mundial. Los suplementos pueden ser una alternativa, pero teniendo en cuenta tres aspectos fundamentales. El primero de ellos es que la mayoría de estos productos aportan entre 500 a 1.000 miligramos (un gramo) de vitamina C; dos a cinco veces más de lo requerido, así que procura dividir las pastillas o comprar unas que tengan una baja concentración, así como buscar multivitamínicos que tengan entre 100 y 200 miligramos solamente. Lo segundo es que no puedes olvidar que la salud general es lo que te hará más resistente a una epidemia, y los suplementos de vitaminas no superan a los vegetales en este aspecto, por lo tanto, resérvalos para los períodos en que estos alimentos escasean en caso de que vivas en un lugar con inviernos intensos o regiones apartadas. Por último, debes ser consciente de que recientemente se ha sugerido que usar megadosis de vitamina C por un largo tiempo puede ser más contraproducente que beneficioso, así que limítalos a la cantidad sugerida al utilizarlos cotidianamente.

En épocas de guerra las cosas cambiarán de forma dramática, por lo que las armas que eran suficientes para vigilar tus fronteras, pueden tornarse escasas, así que la perspectiva de uso de los suplementos debe modificarse. Para tu Sistema Inmune combatir significa ser atacado por un microorganismo que trata de invadir tu cuerpo, ya sea un simple virus de Resfriado Común o algo tan aterrador como el COVID-19 procedente de China, y es justo en esos momentos en los que como comandante debes ver la vitamina C como un arsenal de municiones; requerirás disparar muchas, así que los planes cambian buscando los siguientes objetivos militares:

Acortar la duración de la infección, efecto que se ha establecido en un 8% para los adultos, 18% para los niños y 50% en deportistas élite; lo que puede significar entre medio día a tres días dependiendo del agente viral que ataque. Reducir la gravedad de los síntomas asociados, como la fiebre, la producción de moco, el dolor muscular y la debilidad, algo que ha sido medido subjetivamente, pero no por ello pierde importancia. Finalmente lo más relevante, evitar que una infección se complique, es decir, que una Gripe genere una seria Neumonía. Justamente, debido a la prioridad que tiene este último objetivo, ha sido la parte más estudiada con resultados alentadores, ejemplo de ello es que de 700 Marines, de los reales, que tuvieron gripe en algún momento durante un año de observación, ocho de ellos desarrollaron complicaciones pulmonares, pero solo uno pertenecía a la mitad que fueron elegidos para tomar vitamina C, mientras los otros siete eran del grupo que no recibieron suplementos de este nutriente. Otras pruebas con soldados rusos contagiados con Influenza también sustentaron este hallazgo, así como estudios realizados en Finlandia con trabajadores e Inglaterra con estudiantes entre los 15 y 20 años de edad. En definitiva, el impacto de suplementar Vitamina C para prevenir complicaciones durante una epidemia es mucho más significativo que buscar prevenir las gripes estacionarias, reducir sus síntomas o duración, pues entre los tres estudios mencionados se logró aminorar en promedio un 80% el desarrollo de Neumonía. Pero esto requiere de una estrategia diferente, la cual podrás implementar con dos planes que los estrategas tenemos para ti.

PLAN DELTA – ATAQUE.

En los adultos estará indicado tomar ocho gramos de Vitamina C tan pronto inician los síntomas de la enfermedad, procurando aprovechar las primeras 14 horas para hacerlo, luego ingerir un gramo cada día hasta que te sientas completamente aliviado. El primer día los ocho gramos deben obtenerse ingiriendo una o dos pastillas de 1.000 o 500 miligramos respectivamente cada dos horas, para mejorar el aprovechamiento del tratamiento. Si este plan se realiza en niños entre los tres a doce años, la dosis puede subir a dos gramos todos los días después del primero, sin embargo, no se recomienda poner en práctica este plan en menores de tres años. En cualquier caso, no se debe mantener este régimen por más de un mes, ni aumentar la dosis caprichosamente.

PLAN ECHO – ATAQUE OPTATIVO.

Las personas que no siguen los planes de vigilancia BRAVO o CHARLIE, podrán suplementar con un gramo, dos para los niños entre tres y doce años, de Vitamina C todos los días mientras exista una amenaza latente de epidemia, por ejemplo durante el invierno. Si igualmente llegan a contagiarse, podrán pasar al plan DELTA. Esta suplementación ECHO no debe durar más de un mes, ni repetirse más de cuatro veces por año. Si por tu historial de infecciones sabes que durante más de cuatro meses al año eres susceptible a enfermar de Gripe, deberás abandonar el plan ECHO y ceñirte innegablemente al plan de VIGILANCIA BRAVO.

La razón para suplementar de esta forma tan generosa dentro de todos los planes de ATAQUE se debe a que justo cuando inicia una Gripe, los niveles de Vitamina C disminuyen tanto en sangre, como dentro de los Neutrófilos, de allí que se sugieran estas cantidades, que aunque altas, son muy seguras, pero innecesarias en condiciones normales. Igualmente, dosis más elevadas, aún durante la enfermedad son completamente inútiles y pueden generar síntomas como diarrea o hipervitaminosis que deben ser tratadas médicamente, así que un buen comandante sabrá detenerse cuando los expertos se lo recomiendan.

ESTRATEGIA NUTRICIONAL 04
MANTÉN BUENOS NIVELES EN TU CUERPO, AÚN SI NO LA OBTIENES DE LOS ALIMENTOS.

La Vitamina D siempre ha sido apreciada por su papel sobre la salud ósea, rol indiscutible entre sus varias funciones, sin embargo, recientemente hemos aprendido dos cosas muy importantes de ella, lo primero, que es una de las principales deficiencias nutricionales en todos los países del mundo, desarrollados o en vía de desarrollo, un serio inconveniente ya que además este nutriente juega un papel fundamental en el funcionamiento del Sistema Inmune, especialmente útil para frenar las infecciones pulmonares.

Casi la mitad de los europeos y estadounidenses, 40% de ellos para ser exactos, son considerados personas con deficiencia de vitamina D en su cuerpo, una cifra que no es del todo difícil de comprender, pues en los alimentos este nutriente es bastante escaso, dejando solo al salmón, trucha, atún y algunos otros pescados como las principales fuentes, aunque también es posible encontrar pequeñas concentraciones en la yema del huevo, los lácteos y algunos tipos de champiñones, que ayudarán a complementar los requerimientos. Otras alternativas son el aceite de hígado de bacalao, la leche y otros productos fortificados con esta vitamina, sin embargo, al ser un nutriente algo aceitoso, muchas personas han despreciado la compra regular de estos productos, priorizando el sabor, o el ahorro de unos centavos, sobre el valor nutricional, es decir, malos comandantes incapaces de tomar las decisiones que realmente favorecen a la tropa.

La otra fuente de vitamina D es la exposición al sol, pues la piel tiene la capacidad de sintetizarla al ser expuesta a su luz, sin embargo, esto no está exento de riesgos por el daño que se puede producir en ella, especialmente porque el uso de protectores solares, incluso los más suaves, evita que se forme la vitamina, perdiéndose así todo el efecto. Incluso, hacerlo a través de un vidrio reduce la capacidad del cuerpo para formar el nutriente, sin dejar de mencionar que está demostrado que tanto en el invierno, como para las personas que viven en los extremos norte y sur del planeta o en ciudades con gran polución, así como zonas muy nubladas, esta alternativa se limita aún más, algo que no se puede dejar pasar por alto, ya que de esto depende en gran medida la salud de tus Fuerzas Protectoras Inmunitarias (FPI).

Los hechos prácticos más importantes que demuestran el papel inmunológico de la vitamina D es que las personas que enferman de Tuberculosis Pulmonar presentan bajas concentraciones de este nutriente en su sangre previo a adquirir la infección, a tal punto que hoy se estima que cuando dichos niveles son demasiado bajos es un riesgo inminente para adquirir la enfermedad. Por otra parte, se ha demostrado que suplementar a los niños con vitamina D éstos logran ser menos susceptibles a contagiarse de Gripe en las escuelas, así mismo, se considera que la evolución de un Resfriado Común a Neumonía es mucho menos frecuente en jóvenes y adultos con cantidades suficientes de este nutriente en su organismo. Algo especialmente importante, pues la Tuberculosis es un problema de salud pública en muchos países del mundo, responsable de la muerte de un millón y medio de personas cada año, también es una enfermedad producida por una bacteria que se trasmite de persona a persona a través del aire, ya que uno de sus principales síntomas es la tos. Lo anterior indica que mantener niveles óptimos de Vitamina D en el organismo es muy útil para la prevención de enfermedades infecciosas tanto de origen bacteriano como viral, una dualidad que ha sido demostrada en pacientes con inmunodeficiencia adquirida, en quienes este nutriente ayuda a mantener bajo control el síndrome, así como evitar sobreinfecciones de ambos tipos. Al juntar estos beneficios, se perfila la Vitamina D como un nutriente esencial en la prevención de Resfriados Comunes, Gripes y Síndromes Respiratorios como el SARS, MERS y COVID-19. De hecho, durante el brote mundial de esta última enfermedad la Vitamina D fue uno de los primeros nutrientes que se estudiaron como protección contra dicho virus, encontrándose que las personas con deficiencias eran más susceptibles a enfermar, especialmente después de los 70 años de edad.

En relación con tus fuerzas FPI, o Sistema Inmune, el efecto que produce la vitamina D es lograr una mayor respuesta no basada en la inteligencia militar, reforzando las capacidades de asalto del Ejército, Neutrófilos, ya que ayuda a mantener sanos a estos soldados, incrementa su número y les confiere mayores capacidades físicas para la lucha cuerpo a cuerpo, efectos que convierten a este nutriente en el escudo natural contra las enfermedades infecciosas, siendo el más importante de todos para esquivar esas epidemias que año a año afectan a millones de personas en el mundo, aunque no será útil para planes de ataque, por lo que una vez el cuerpo es infectado no valdrá la pena llenar tus arsenales con suplementos de este tipo. Por lo tanto, tu obligación como comandante será suministrarles suficientes recursos a tus tropas en tiempos de paz, justamente para evitar una guerra; una sabia tarea, pues la mejor pelea es aquella que se evita, una misión no tan fácil de llevar a cabo y que pondrá a prueba tus habilidades como líder, algo que probablemente te lleve a combinar tanto los alimentos como la luz solar.

PLAN FOXTROT – VIGILANCIA.

Ingerir salmón, trucha arcoíris, esturión o caballa, así como atún, arenque y sardinas tres veces por semana, las porciones deben ser de tamaño mediano (120 gramos, 4 onzas) para los primeros cuatro pescados y grande (200 gramos, 7 onzas) para los tres restantes. Sin olvidar que los atunes muy procesados, como los de los sandwich industriales de cadenas de restaurantes y similares no aportan esta vitamina. Además, comer un huevo con su yema cinco a siete días de la semana, así como una o dos porciones de lácteos (leche, yogurt o queso) a diario. Aunque una taza de algunas bebidas a base de soya o almendras también pueden ser útiles, así como las leches achocolatadas. Como puedes ver es completamente delicioso poner suficiente Vitamina D en tu dieta, asimismo, el consumo de los pescados mencionados también aportará grasas omega 3 marianas, cuyo poder antiinflamatorio es una ventaja adicional para la respuesta inmune ante las enfermedades. Adicionalmente, tres veces por semana deberás exponer al sol brazos y piernas durante 15 minutos, sin utilizar protección solar de ningún tipo, lo que reforzará este plan y reducirá al máximo los efectos nocivos de esta práctica sobre tu piel, pues nadie te criticará por querer ser un comandante que luce especialmente joven y sano.

PLAN GOLF – VIGILANCIA OPTATIVO.

Un plan para quienes no gustan de los pescados mencionados anteriormente o tienen difícil acceso a ellos, pues además de ampliar la exposición al sol, al hacerlo en vestido de baño durante 15 minutos sin protección solar del cuello para abajo y al menos dos días de la semana, así como procurar comer con cierta frecuencia los pocos alimentos que son fuentes de vitamina D, será útil escoger en el supermercado alimentos enriquecidos con este nutriente, como jugos de naranja, lácteos y algunos artículos a base de cereales. Normalmente, requerirás entre cuatro a cinco porciones, descritas en la etiqueta nutricional, de este tipo de productos por día para cubrir el total de las necesidades, pero recuerda que tus tropas lo ameritan.

PLAN HOTEL – VIGILANCIA OPTATIVO.

Las personas que viven en ciudades con poca exposición al sol, demasiada polución, los individuos de piel morena o negra, o simplemente para aquellos que ninguno de los planes anteriores le son de su agrado, deberán suplementar la Vitamina D, para esto lo mejor sería utilizar el aceite de hígado de bacalao, tomando una pequeña cucharada a diario (5 mililitros); un producto que de hecho se hizo popular en el pasado por sus propiedades para prevenir la Tuberculosis, además de ser fuente de las fabulosas grasas omega 3 de origen animal.

Aunque también, los suplementos de calcio con Vitamina D, los multivitamínicos que contengan este nutriente de forma importante, así como los propios suplementos de esta vitamina, serán de gran ayuda. Revisa las etiquetas de información nutricional para mayor precisión, en ellas encontrarás reportado este nutriente como D3 o Colecalciferol, algo que realmente no tiene ninguna importancia práctica, lo relevante será que tomes la dosis diaria recomendada por cada fabricante, y recuerda que hay productos enfocados para niños, algo especialmente útil para evitar las infecciones respiratorias en los asmáticos. Este plan puede llevarse a cabo durante todo el año, o de forma alternativa solo durante unos pocos meses, en el invierno, para retomar los planes FOXTROT o GOLF en las épocas de más sol, algo ventajoso ya que la Vitamina D que la piel sintetiza es más fuerte que la presente en las comidas o suplementos, además que, el aporte de grasas omega y otros nutrientes de los alimentos también es una fuerte razón para enriquecer la dieta y hacerla más saludable.

VITAMINA E.

ESTRATEGIA NUTRICIONAL 05
DARLE ARMAS DEFECTUOSAS A TU EJÉRCITO GENERARÍA MUCHAS BAJAS.

Una de las armas defectuosas más famosas fue el original fusil M16, el cual se bloqueaba fácilmente durante los combates si no se le daba el debido mantenimiento, por lo tanto, aunque armar a tu ejército es fundamental, no debes proveerle armas que podrían generar más problemas que soluciones, algo que se aplica a la Vitamina E, cuya fama para mejorar las capacidades inmunes es amplia, pero si te extralimitas, puede representar una desventaja al momento de luchar contra agentes infecciosos.

Los antioxidantes son un grupo de nutrientes con una reputación un tanto exagerada respecto a sus capacidades reales, pues si bien es cierto que son necesarios en la alimentación, su poder real aún no se establece puntualmente, no obstante, los procesos antioxidativos requeridos por el Sistema Inmune, especialmente durante una infección, no escapan al comportamiento que estas sustancias tienen en el cuerpo, ya que es fundamental aportar al organismo cantidades suficientes para mantener el equilibrio exacto, pero los excesos pueden ser tan nocivos como las deficiencias. Ejemplos de ello es que quienes exageran en su consumo pueden llegar a tener un mayor riesgo de enfermedad cardiovascular, así como en los deportistas que abusan de los mismos se ha evidenciado una reducción importante del rendimiento físico.

El reconocimiento que tiene la Vitamina E como antioxidante y potencializador de la función inmune es alto, ya que en pruebas de laboratorio este nutriente ha demostrado afectar a las Células Blancas o Leucocitos de la sangre, especialmente a los llamados Linfocitos T; un grupo de soldados altamente especializados en la inteligencia militar. Sin embargo, al ponerla a prueba, especialmente en las personas mayores de 65 años, se ha hecho claro que ingerir suficiente Vitamina E en la dieta es fundamental para mantener un sistema de protección sano, pero utilizar suplementos de este nutriente en situaciones en las que realmente no se necesitan puede ser nocivo para el cuidado de tus Fuerzas Protectoras Inmunitarias (FPI). A pesar de ello, se calcula que el 25% de las personas de esta edad utilizan este tipo de suplementos indiscriminadamente, algo que probablemente se deba a que muchos saben que consumen poca Vitamina E en su dieta, pero la estrategia que deben planear es definitivamente ajustar su alimentación, dejando los suplementos exclusivos de Vitamina E para otro tipo de indicaciones en las que pueden ser muy útiles, pero no cuándo tu objetivo es protegerte de una pandemia.

PLAN INDIA – VIGILANCIA.

Para un buen comandante es fundamental obtener suficiente Vitamina E de las comidas, y como es bastante escasa en los alimentos, será necesario incluir las siguientes opciones en los menús diarios:

Frutos secos (semillas de girasol, almendras, avellanas, pistachos, anacardos y maní) de los cuales debes comer una sola porción de 30 gramos por día, un pequeño puñado, de alguno de ellos.

Comer al menos una porción de vegetales como la espinaca (tres hojas), brocolí (tres trozos) o espárragos (cuatro tallos), y en menor proporción aguacate (un cuarto de una unidad pequeña). Ración que debe incluirse dentro de las cuatro y tres porciones de verduras y frutas diarias que la Organización Global Para Una Mejor Nutrición recomienda, teniendo en cuenta al aguacate como una fruta.

Finalmente, consumir con moderación aceites vegetales, utilizados preferiblemente como aderezos crudos en la ensalada de verduras, como el de oliva, o en la preparación de alimentos con aceite de canola, girasol, maíz, palma o mezclas.

PLAN JULIETT – VIGILANCIA OPTATIVO.

Si notas que en tu alimentación careces de lo necesario para cumplir con el plan INDIA, será una buena idea buscar un suplemento multivitamínico (incluye varias vitaminas y minerales) que aporte al menos siete miligramos (10 UI) de Vitamina E por dosis, revisa la información nutricional, complementando el resto con alguno de los alimentos del plan anterior, te recomendamos las verduras.

PLAN KILO – VIGILANCIA FUNDAMENTAL.

Este plan consiste en abandonar el uso de suplementos exclusivamente de Vitamina E, especialmente si tienen grandes cantidades de ella, a menos que tu nutricionista de confianza te lo haya formulado con alguna indicación puntual dependiendo de tu estado de salud, pero si fuiste tu mismo el que decidió comenzar a usarlo, será mejor para tus soldados de las FPI que lo abandones inmediatamente, ya que en este caso puntual no aplica el refrán "lo que no te mata, te hace más fuerte".

ZINC.

ESTRATEGIA NUTRICIONAL 06
EL PROTOCOLO DE GINEBRA CONTROLA LAS ARMAS QUÍMICAS, PERO NO EVITA QUE PUEDAS UTILIZARLAS.

El Zinc es un popular mineral esencial en la dieta de toda persona que también ostenta una gran reputación como potencializador del Sistema Inmune, a pesar de ello, sus deficiencias son bastante comunes, especialmente en los niños y las personas mayores de 60 años, por lo que corregir esta situación será fundamental para asegurar la protección contra las infecciones en estas personas, y de cualquiera otra que llegue a desarrollarla por su estilo de alimentación. Sin embargo, cuando una pandemia ataca, debemos dejar de ver al Zinc como un nutriente, para pasar a utilizarlo como una fuerza química bastante efectiva contra los virus, lo que te llevará a seguir un estricto protocolo de uso de dicho mineral, por fortuna, en tu cuerpo no rige el tratado de Ginebra, un acuerdo entre las naciones firmado en 1925 que controla las armas químicas y biológicas, así que podrás apoyar a tus Fuerzas Protectoras Inmunitarias (FPI) con esta herramienta, pero deberás ser cuidadoso con los excesos.

Se calcula que una de cada tres personas mayores de 60 años presentan deficiencia de Zinc, una cifra que puede ser aún mayor en los países en desarrollo, siendo la causa principal de ello la pérdida de apetito o dificultades digestivas, especialmente con los alimentos fuentes del nutriente, como lo son las carnes y los lácteos, por lo que se cree que a partir de esta edad se logra comer solo la mitad de los requerimientos. Otra fuente importante de Zinc son las leguminosas (frijol, garbanzo, lenteja, arveja y soya), sin embargo, las concentraciones no llegan a los niveles de las carnes y, debido a otros compuestos presentes en dichos alimentos, el cuerpo aprovecha menos el mineral proveniente de los vegetales. Producto de esto, los vegetarianos, especialmente los más estrictos, pueden ser otro grupo de personas en riesgo de deficiencia de Zinc, lo que mermaría su Sistema Inmune.

Este mineral es tal vez el nutriente que más interviene en todo el proceso que implica la función inmunológica, pero los efectos más notorios que produce su déficit es deteriorar la capacidad de los Neutrófilos para enfrentarse cuerpo a cuerpo con sus nuevos enemigos, así como afectar la inteligencia militar al no permitir que dentro de esta se de la especialización de los Linfocitos, como si la Fuerza Aérea redujera el tipo de aeronaves disponibles solo a aviones caza, perdiendo los espías. En conjunto los efectos son tan impactantes que hoy en día los nutricionistas consideran que solo corrigiendo las deficiencias de Zinc en los grupos vulnerables se puede reducir la mortalidad general en un 34%, así como han evidenciado que en las personas mayores se reducen los casos de Neumonía, la duración de la misma y el uso de antibióticos para su tratamiento a la mitad de los casos, la mitad del tiempo y la mitad de requerimiento de uso, respectivamente. Además, en los países en desarrollo, en las personas mayores de 70 años, suplementar zinc ha sido efectivo para bajar los casos de infecciones en un sorprendente 66%, mientras en los niños menores de cinco años baja la mortalidad por diarrea y Neumonía en un 15%. Por lo tanto, todas estas engorrosas estadísticas, son prueba irrefutable del papel de este nutriente en la respuesta inmune y motivos suficientes para buscar la forma de asegurar a nuestras tropas todo el Zinc que requieren a diario.

Por otra parte, el Zinc ha demostrado ser capaz de bajar la tasa de replicación de los virus, más específicamente de los Rinovirus y el Virus Sincitial Respiratorio, causantes de las múltiples Gripes que millones de personas sufren cada año, perfilándolo como un agente que bloquea la multiplicación de patógenos más peligrosos como el SARS, MERS, COVID-19 o cualquier otro que pueda aparecer en un futuro y ataque las vías respiratorias. No obstante, esto requerirá que uses el Zinc como un arma química a gran escala. Por lo tanto, en caso de infección deberás iniciar inmediatamente un tratamiento con pastillas de dilución oral, tipo caramelos, cuyo objetivo es impregnar las mucosas interiores con este elemento, al hacerlo de la forma correcta se logra impedir que los virus formen su capa exterior protectora y generen nuevos enemigos, reflejándose en menos congestión, drenado nasal y molestias de garganta. Pero el efecto más importante es una disminución a casi la mitad en la duración de la infección, pasando de siete días promedio a solo cuatro. Tal vez esto suene un poco decepcionante para muchos, pues todos quisiéramos no enfermar en principio, sin embargo, este mismo efecto con parásitos más peligrosos como el COVID-19, ayudaría a impedir que el virus colonice los pulmones y genere la grave Neumonía que mató a miles de personas en el mundo, lo cual le otorga al Zinc el aval como arma indispensable para ir a la guerra contra esas microscópicas criaturas.

PLAN LIMA – VIGILANCIA.

En tiempos de paz tu misión como comandante de las FPI será suplir suficiente Zinc a tus tropas, para lo cual deberás asegurarte de ingerir seis porciones de Alimentos Formadores por día, donde idealmente tres raciones deben ser lácteos y las restantes otros alimentos de origen animal como el huevo, pollo y en menor proporción la carne de res. Esto para comandantes de tropa mayores de 18 años sin importar su género, pues para los más pequeños estará bien cumplir con la mitad o un poco menos de estos requerimientos. Por lo tanto, aquí dejamos tu depósito de armas, tú decides cuáles utilizar.

Lácteos
Escoge alguno o combínalos para lograr tres porciones al día.

Leche o yogurt, 240 mililitros u 8 onzas (una taza)

Queso, 60 gramos o 2 onzas, si es grasoso reducir un tercio la porción.

Otros Alimentos De Origen Animal
Para lograr tres pociones adicionales por día.

Huevo, una unidad.
Pollo, una presa equivalente a 90 gramos o 3 onzas.
Carne de res, 90 gramos o 3 onzas.

Leguminosas
Para una porción que reemplace una ración del grupo anterior una o dos veces por semana.

Frijol, lenteja, garbanzo, media taza ya preparadas.

PLAN MIKE – VIGILANCIA OPTATIVO.

Si notas que tu no logras equiparte con todas las armas que el plan LIMA exige, deberás acudir a un suplemento que contenga este mineral en una cantidad equivalente a la mitad de lo recomendado diariamente, para ello revisa la información nutricional del producto y verifica que aporte mínimo seis miligramos de Zinc por dosis (50%). La otra mitad, igual debe aportarlo la dieta, independientemente de si eres omnívoro o vegetariano.

En las personas mayores de 60 años este plan será aun más relevante, pues en ellos suplementar de esta forma adicionalmente disminuye el riesgo de padecer Neumonía, algo frecuente incluso en los países desarrollados, así como facilita el tratamiento de la misma y reduce su duración en caso de ser contagiado.

El plan LIMA o MIKE deben mantenerse a lo largo de la vida, pero si notaste que tu dieta es deficiente en Zinc, tendrás que ser paciente, pues se estima que los efectos de una deficiencia en el cuerpo tardan dos a tres meses en corregirse.

PLAN NOVEMBER – ATAQUE.

Aunque los planes anteriores son estrictamente necesarios, en caso de ataque deberás tomar medidas mucho más audaces; para ello acudir a las tabletas de Zinc de dilución oral, tipo caramelos, será la única alternativa válida, un arma que se busca en la farmacia, y aunque se venden sin fórmula médica, en algunas ocasiones no será una misión sencilla, pues con el advenimiento de las medicinas para la Gripe, estas han perdido algo de popularidad, pero no lo olvides, mientras el Zinc ataca la causa, los medicamentos solo se encargan de los síntomas.

Una vez logres conseguir las cápsulas de Zinc, ya sean acetato, citrato o gluconato, trata de no complicarte, necesitarás comenzar a usarlas justo con la aparición de los primeros síntomas, el primer día, recuerda que la idea es frenar el avance del enemigo, a una dosis de más o menos 85 miligramos cada 24 horas. Por ejemplo, mi suplemento favorito de este tipo aporta 25 miligramos por pastilla, así que cuatro de ellas distribuidas uniformemente mientras se está despierto estará muy bien. Adicionalmente, dichas pastillas son similares a un rifle de precisión, debes saber usarlas correctamente para que sirvan a tus propósitos, lo que te obliga a mantenerlas en la boca hasta que las mismas se disuelvan lentamente, evitando masticarlas y tragarlas, a pesar de que algunas tienen y/o dejan un mal sabor de boca, aunque existen opciones que vienen saborizadas. De hecho, el interés en las cápsulas de Zinc para el tratamiento del Resfriado Común surgió cuando los síntomas de una niña de tres años desaparecieron poco después de disolver una tableta terapéutica en su boca en lugar de tragarla como se le indicó inicialmente; lo que muchos llaman un "incidente feliz". Este tratamiento debe seguirse mientras las molestias persistan, pero a algunos se les puede dificultar, por lo que es posible limitarlo a la mitad después del primer día como opción para no abandonarlo, lo cual parece no reducir mucho su efectividad.

Al seguir el plan NOVEMBER lograrás reducir la duración de la infección y la severidad de los síntomas a la mitad, algo que de por si ya es un gran logro en una Gripe, además, a un bajo costo. Pero en infecciones más peligrosas, este plan podría evitar que tengas que ser hospitalizado, llevado a Cuidados Intensivos o soslayar la muerte, aspecto que aplica para cualquier persona, pero especialmente para los más avanzados en edad.

Por último, debo aclarar que el Zinc es un arma que requerirá evitar comer cítricos como la naranja, limón, kiwi y fresa mientras se utilizan las tabletas, así como productos dietéticos que contengan sorbitol o manitol, además, se debe limitar la higiene oral, dejando el cepillado de dientes para justo antes de la siguiente pastilla, aún en la noche, ya que esto le resta efectividad a la munición. Igualmente, tan importante como afinar el arma, será precaver su recalentamiento, y para ello la dosis nunca debe superar los 100 miligramos al día (cuatro pastillas), pues podría generar serías molestias estomacales y nauseas, así como favorecer infecciones urinarias.

ESTRATEGIA NUTRICIONAL 07
SOLO QUIENES NECESITAN ARMAS ESPECIALES DEBEN RECIBIR ARMAS ESPECIALES.

El Selenio es un micronutriente esencial para el organismo, ya que interviene en el adecuado funcionamiento de la hormona tiroidea, la salud cardiovascular y la respuesta inmunológica. Sin embargo, sus funciones las lleva a cabo simplemente con la ingesta adecuada en la dieta, algo relativamente sencillo de lograr, especialmente cuando no se es vegetariano, pues en los alimentos de origen vegetal, las concentraciones del mineral dependerán de la riqueza del mismo en el suelo donde son cultivados, algo que se ha visto suele ser escaso en los países europeos. No obstante, hay que tener en cuenta que los excesos de este nutriente pueden ser nocivos para tus tropas, así que te recomendamos no caer en la tentación de utilizar la suplementación sin una verdadera condición médica que lo requiera, de las cuales la más común será estar contagiado con el Virus de la Inmunodeficiencia Humana y haber desarrollado su síndrome. Por otra parte, hay que tener presente que los productos ricos en Selenio o de contenido exclusivo son muy comunes en las tiendas de todo tipo, y será muy común que encuentres mensajes en sus etiquetas que afirmen potenciar el sistema de defensa, pero esto solo se debe a la falta de regulación mundial de los suplementos nutricionales en general, más que a un verdadero efecto, por lo tanto, al momento de realizar el plan que deberán seguir tus miembros de las Fuerzas Protectoras Inmunitarias (FPI), es importante recordar que una estrategia de guerra común usada por el enemigo es enviar falsos mensajes para engañarte y facilitar una emboscada, así que mantente firme y mejor concéntrate en seguir las mejores indicaciones del comando central.

PLAN OSCAR – VIGILANCIA.

Obtén suficiente Selenio de la dieta, algo sencillo de lograr sí eres omnívoro, pues una porción pequeña de atún (90 gramos o 3 onzas), aporta el 160% de tus requerimientos. Igualmente, las sardinas, la carne de res, el pavo y pollo, en la misma cantidad, le darán a tu cuerpo la mitad del Selenio que requiere, es decir, al combinar dos porciones al día de estos alimentos, podrás estar seguro de obtener lo que tus tropas necesitan.

Con los alimentos vegetales se complica solo un poco, pero tienes varias opciones, siendo el arroz, pan integral y la avena buenas fuentes de Selenio, así que al comer una combinación de tres o cuatro porciones al día de ellos, será suficiente. No obstante, te dejamos un dato curioso; las nueces de Brasil son extremadamente ricas en este mineral, pues con solo comer una de estas ovaladas semillas, obtendrás todo lo necesario.

PLAN PAPA – VIGILANCIA OPTATIVO.

Si, al igual que en otras ocasiones, sientes que no puedes cumplir con el plan anterior a diario, utiliza un suplemento de Selenio, pero no aquellos que solo concentran este nutriente, será mejor que lo busques en tu multivitamínico preferido, pues los otros están destinados a condiciones medicas; recuerda que como comandante de tus FPI deberás vigilar que estas no caigan bajo la amenaza de falsos mensajes enviados en códigos fáciles de descifrar.

PROBIÓTICOS.

ESTRATEGIA NUTRICIONAL 08
COMBATE FUEGO CON FUEGO, LLAMA A TUS ALIADOS.

Si en algo se parecen los microorganismos a los humanos, es en el hecho de que unos pueden ser buenos y otros malos, como policías y ladrones, un principio aplicable especialmente a las bacterias. Algo importante de comprender pues como personas convivimos con ellas a diario, ya que sobre nuestra piel, en los alimentos y en las superficies que tocamos hay presentes millones de estos microscópicos seres que a su vez son de múltiples clases, creando una interacción que por lo general no es nociva para ti. Por otra parte, algunas bacterias son responsables de enfermedades graves que ocurren cuando colonizan órganos en los cuales su presencia no es bienvenida; como un ejército invasor que llega a un país para tomárselo por asalto. En ese momento serán tus Fuerzas Protectoras Imnunitarias (FPI), Sistema Inmune, las que deban enfrentar dicha agresión, algo para lo que afortunadamente podrán solicitar refuerzos internacionales, tropas de reserva que conviven en alimentos o suplementos, especialmente en la leche y yogurt, las cuales han demostrado ser capaces de ayudar a tu ejército a impedir enfermedades intestinales y respiratorias, que a su vez son los tipos de epidemias más comunes que han atacado a las personas por siglos.

Respecto a las enfermedades intestinales, los Probióticos pueden ayudar a evitar molestias estomacales, diarreas o mejorar el Síndrome de Colon Irritable, condiciones que aunque nunca han puesto en jaque a la humanidad, pueden ser muy molestas, así como formar parte de los síntomas asociados a pandemias respiratorias como la Influenza H1N1, SARS, MERS y COVID-19, aunque este no será el tema de relevancia de momento, pues para estos efectos se usan productos enfocados a dichas situaciones, así que mejor nos centraremos en las bacterias que pueden cooperar en prevenir las enfermedades respiratorias mencionadas y otras más comunes.

En las infecciones de las vías aéreas los Probióticos han demostrado ser capaces de reducir a la mitad la probabilidad de contagio, así como mejorar la velocidad de recuperación de la enfermedad en dos días; entre aquellos que sucumbieron a la misma. De esta forma se han logrado prevenir desde afecciones en la garganta y tos, hasta fiebre y Gripes, así como reducir la necesidad de uso de antibióticos para tratar infecciones complicadas. Sin embargo, este tipo de refuerzo militar no ha sido comprobado en pandemias graves, pero por la forma en que estos diminutos soldados actúan estamos seguros que serán un factor de protección, por lo menos para evitar su contagio tanto en niños como en adultos, la parte más importante en una epidemia.

Como cualquier ejército que llega para reforzar otro, los beneficios de los Probióticos se verán reflejados en muchos aspectos, incrementando el número de soldados, Neutrófilos y Linfocitos, haciéndolos más resistentes, aumentando su arsenal de armas, anticuerpos, así como favorecen la inteligencia militar. No obstante, para aprovechar esta gran ayuda, es recomendable conocer bien a estos soldados.

Los Probióticos son bacterias, de las buenas, que naturalmente no pertenecen a nuestro cuerpo y por lo tanto debemos ingerirlas, la gran mayoría de ellos se encuentran en los derivados lácteos, aunque también en productos sustitutos hechos a base de soya, almendra o coco. Entre estos comandos de soporte, los más conocidos son los pertenecientes a los escuadrones Lactobacillus y Bifidobacterium, es por ello que tu primer paso será buscar estos intrincados nombres en la información de los productos que afirman contener Probióticos, luego intenta asegurarte de que la concentración sea la ideal, es decir, que te envíen todos los soldados que requieres para una verdadera protección, este número estará alrededor de 1000 UFC, procura ignorar este término, fíjate solo en el número, pero así deberías verlo en los productos que adquieras, o reportados como microorganismos vivos en billones, aunque lastimosamente esa información casi nunca se expresa de forma clara, por lo que solo trata de hacer lo mejor posible.

Otro aspecto importante, es que los Probióticos no son fuerzas de reacción inmediata, de hecho tardan bastante en llegar a cumplir su misión, por lo que el plan debe visualizarse como una estrategia a mediano plazo, en la que se tome la cantidad de producto suficiente a diario y por períodos de tiempo superiores a tres meses para que los efectos sean evidentes, pero ello no debe verse como una limitante, pues al estar en alimentos tradicionales, la postura correcta será reemplazar parte de lo convencional por algo con adición de Probióticos para el resto de la vida. Recuerda que en un ejército no será suficiente con entrenar a los soldados una única vez, deberás mantener un programa estricto de capacitación o perderán sus habilidades, por lo tanto, los Probióticos están orientados a esos comandantes que no permiten que sus tropas se debiliten con el paso del tiempo.

PLAN QUEBEC – VIGILANCIA.

A los comandantes que realmente les importa mantener sus tropas al máximo de sus capacidades a lo largo de la vida, les interesará reemplazar parte del alimento que consumen a diario, por uno similar fortalecido con Probióticos del tipo Lactobacillus y Bifidobacterium, de los cuales existen muchos tipos, algunos son hoy en día marcas registradas de laboratorios de clase mundial, con apellidos aún más impronunciables que sus nombres, pero para ti estará bien si ves en la etiqueta del producto estas dos familias de bacterias, o al menos una de ellas, y preferiblemente en cantidades que superen los 1000 UFC. Al identificar tu producto favorito, procura usarlo por el resto de la vida, a menos que el sobrecosto que estos representan sea un problema, en cuyo caso podrás hacer ciclos de consumo, por no menos de cinco meses, es decir, si quieres prepararte para el invierno, inicia en otoño a tomar estos alimentos y mantenlos mientras el frío perdure. Si igualmente llegas a enfermar, aún habrán motivos de sobra para continuar ingiriéndolos.

Otra ocasión que amerita prepararse con unos meses de anticipación será cuando planees vacunarte, ya que los Probióticos también hacen que la respuesta a estos tratamientos sea más favorable, en especial sí eres un adulto mayor.

AJO.

ESTRATEGIA NUTRICIONAL 09
LA PUNTA DE UNA FLECHA NO ES UN ARMA, PERO UN ARCO Y MUCHAS FLECHAS SI LO SON.

Según la Organización Global Para Una Mejor Nutrición el Ajo pertenece a un pequeño subgrupo de vegetales llamados de Bulbo, de los que recomiendan su consumo mínimo tres veces por semana, aunque, esto se hace con el objetivo de prevenir algunos tipos de cáncer y problemas cardiovasculares, pero al pensar en fortalecer el Sistema Inmune ese rol queda relegado y el Ajo se debe ver desde otro punto de vista para que realmente cumpla la función que tus soldados necesitan en caso de epidemias.

El Ajo tiene gran fama por sus propiedades antimicrobianas y ayudar a combatir infecciones, pero ello se deriva del uso de este alimento en forma de suplemento, ya que aquellos que son clasificados como Extracto Envejecido de Ajo, son los que han demostrado ayudar a reducir los episodios de Gripe en las épocas del año más propicias para ello. Por ejemplo, en un grupo de personas divididas proporcionalmente para que unas recibieran Extracto de Ajo y las otras pastillas similares, pero que no contenían Ajo, se observaron solo 24 episodios de Gripe entre quienes tomaron Ajo, en comparación con 65 casos entre los que fueron seleccionados para el placebo. Además, otras pruebas han reportado reducción en la severidad de los síntomas del Resfriado Común, así como disminución de un día en la duración de la enfermedad; efectos que en conjunto sustentan el uso de estos suplementos para ayudar al Sistema Inmune, los cuales, a diferencia del Ajo vegetal, son efectivos gracias a que concentran la sustancia activa del alimento, la Alicina, pues para su fabricación se cortan en rodajas los Ajos, se sumergen en una solución acuosa de etanol y se envejecen por 20 meses, por lo tanto, mientras un buen suplemento de Ajo aporta 180 miligramos de Alicina, un diente crudo solo tiene seis miligramos, por lo que deberías comer 30 de ellos todos los días, algo que seguro no le gustaría a tu pareja.

El efecto de los Extractos de Ajo puede ser tan importante que se cree que ayudan a combatir la Tuberculosis resistente a antibióticos, así como ha mostrado reducir las infecciones de las vías urinarias en pacientes en Unidades de Cuidado Intensivo, usos que están a prueba, a pesar de que se desconoce el mecanismo exacto por el cuál actuaría; pero que no sepas cómo funciona realmente un Helicóptero Apache, no significa que no lo uses para combatir.

PLAN ROMEO – VIGILANCIA.

Sal a buscar un suplemento de Ajo cuya etiqueta declare ser Extracto Envejecido (concentrado), con una concentración de 50 a 100 miligramos por dosis, a veces esto puede significar ingerir dos cápsulas, que deberás tomar en dos ocasiones durante el día; sigue las recomendaciones de la etiqueta del producto. Siendo consciente de que sus efectos comienzan a ser útiles a partir de las primeras dos semanas, pero serán mejor aún después de dos a tres meses de uso continuo. Por lo tanto, sí tu objetivo es prevenir los Resfriados Comunes y Gripes durante las estaciones de mayor incidencia en el año, será ideal tomarlo justo al comenzar la temporada y hasta que esta finalice, teniendo en cuenta que en varios países hay dos temporadas por año. Igualmente, será útil usarlo en las ocasiones en que una grave pandemia afecte al mundo, algo que lamentablemente está ocurriendo en promedio cada ocho años.

Aunque este plan es bastante seguro de llevar a cabo, de hecho ha sido probado en niños desde los siete años de edad, en los mayores que toman medicamentos para reducir el colesterol (Lovastatina, Simvastatina o Atorvastatina), contraceptivos orales y anticoagulantes, se recomienda informar al médico de su uso y estar pendientes de que las medicinas continúen funcionando como lo venían haciendo antes de usar los Extractos de Ajo, lo más probable es que así sea. Esta pequeña observación se compensa por el hecho de que estos productos tienen beneficios en reducción de la tensión arterial y el colesterol malo, algo que no viene mal a la mayoría de personas mayores de 30 años.

ECHINACEA.

ESTRATEGIA NUTRICIONAL 10
OCULTA UNA NAVAJA EN TU PANTORRILLA.

La Echinacea o Equinácea es una planta originaria del norte de América que ha sido muy popular para el manejo de los resfriados, sin embargo, para que realmente cumpla el papel para el cual se consumen sus suplementos, saber elegirlos, así como tomarlos en la dosis correcta es fundamental; funcionará como una navaja que ocultes en tu pantorrilla y te servirá en caso de ser sorprendido por el enemigo, ya que estos productos naturales son idóneos para reforzar todas las medidas nutricionales.

A pesar de su origen americano la Echinacea suele ser más conocida y estudiada en Europa que en el resto del mundo, sin embargo, el uso de estos suplementos para lograr la efectividad deseada se complica un poco debido a la variedad de ellos. Para comenzar son cuatro las plantas de la familia Echinacea a partir de las cuales se fabrican los suplementos, siendo las más estudiadas las variedades Purpurea y Angustifolia, nombres que deberás buscar en las etiquetas de los productos que elijas. Adicionalmente, te será útil tener en cuenta que los fabricantes suelen utilizar absolutamente toda la planta para desarrollar sus productos, pero los estudios muestran una cierta tendencia favorable en efectividad para los suplementos extraídos de las partes superiores, es decir, sus flores, hojas y tallos, en lugar de su raíz, algo sustentado en el fundamento de que estas partes cuentan con diferentes compuestos químicos, por lo tanto, procura buscar indicios de esto en los rotulados; los que se referirán a ello como aéreo o terrestre (raíz). Como si todo esto no fuera suficiente, queda el hecho de que con esta planta se suelen preparar infusiones (mal llamados tés), tinturas, jugos y extractos en cápsulas; siendo las tinturas y los extractos los más recomendados por su mayor efectividad.

Una vez has aprendido a elegir un buen producto de Echinacea, te servirá comprender que los científicos aún desconocen como estos logran su efectividad, algo que no es del todo extraño en cuanto a los fitoterapéuticos, pero esto no le resta seguridad a su uso, aunque si nos hace sugerirte que no tomes los suplementos a lo largo de todo un año, un mejor plan es reservarlos para las situaciones de mayor riesgo, al salir a cumplir una misión. Es decir, cuando comienzas a notar que varias personas en la oficina están resfriadas, escuchas en las noticias sobre un nuevo brote de Influenza o los gobiernos te piden ir a cuarentena, como sucedió a escala mundial con la pandemia china del COVID-19.

Su uso se sustenta en que estos productos han demostrado evitar los episodios de contagio de Gripe en un 15%, así como reducir la duración de los mismos en medio día y la severidad de los síntomas de forma leve, con lo cual queda demostrado que es un arma para fortalecer a tus Fuerzas Protectoras Inmunitarias (FPI), a tal punto, que esta planta ha sido puesta a prueba en algunas Unidades de Cuidado Intensivo para reducir complicaciones infecciosas en los pacientes, pues, a pesar de que su impacto sobre la reducción de los casos de Gripe anuales es leve, su capacidad para evitar complicaciones como Neumonía y otitis, puede alcanzar un sorprendente 50%. Así que, armar a tus soldados con una pequeña navaja oculta en sus pantorrillas probablemente sea una buena idea de un gran comandante, siempre y cuando la misma este bien afilada.

PLAN SIERRA – VIGILANCIA.

En las épocas de brotes infecciosos en tu región o estaciones del año en las que sabes que tu propio riesgo de desarrollar una Gripe es alto, otoño e invierno, deberás utilizar un buen suplemento de Echinacea, para ello busca uno que esté hecho a partir de la variedad Purpurea, o combine Purpurea con Angustifolia, mejor si especifican que es aéreo. Una tintura líquida o extracto en pastillas estarán bien, siguiendo las indicaciones de consumo de cada producto, las que suelen estar en alrededor de un mililitro dos veces al día para los extractos líquidos y 800 miligramos para las pastillas. Este plan debe iniciarse inmediatamente comienza la temporada de mayor riesgo de infecciones y podrá sostenerse por un par de meses o hasta doce semanas. Siendo aconsejables los periodos más largos para las personas más propensas a infecciones, como lo son los adultos mayores de 60 años. Cabe aclarar que estos productos no se han puesto a prueba en los niños menores de doce años, a pesar de que existen presentaciones infantiles.

PLAN TANGO – ATAQUE.

Si a pesar de tomar un suplemento de Echinacea caes preso de un virus infeccioso, te aconsejamos duplicar la dosis durante los primeros tres días de la enfermedad, a manera de refuerzo y buscando reducir la duración de la dolencia y la severidad de los síntomas, así como el desarrollo de serias complicaciones, pero no más allá de este tiempo, pues no tendría efectos adicionales, mientras incrementaría el riesgo de resultados adversos relacionados con su uso, como lo son la presencia de salpullidos en la piel, dolores de cabeza, nauseas y mal sabor de boca, los cuales se solucionan fácilmente al reducir la dosis o suspender el tratamiento, así que después de esos días iniciales vuelve al plan de VIGILANCIA. Recuerda que aunque parezca pequeña la reducción en el tiempo de ocurrencia de la enfermedad, las probabilidades de complicaciones importantes disminuye de forma relevante.

SAUCO.
ESTRATEGIA NUTRICIONAL 11
UN ARMA MÁS PARA ENFRENTAR ENEMIGOS INVISIBLES.

El sauco (Sambucus nigra L) es un arbusto muy popular en todas partes del mundo, cuyos frutos de color morado oscuro son comestibles siempre y cuando estén bien maduros, no obstante, lo más importante es que a partir de ellos se pueden producir varios tipos de extractos que son útiles para reducir de forma importante la intensidad de los síntomas, la duración de los mismos y hasta la cantidad de medicamentos tradicionales que las personas toman para los resfriados. Por lo tanto, esta es un arma valiosa para todo comandante que desee reforzar a sus soldados al momento de enfrentar un ataque.

Una de las pruebas más contundentes sobre la efectividad del sauco se llevó a cabo con más de 300 viajeros mayores de 50 años procedentes de Australia que realizaron viajes intercontinentales de más de siete horas de duración. A la mitad de ellos los expertos les dieron un Extracto de Sauco por 19 días, iniciando dos semanas previas al viaje y manteniéndolo por los siguientes cinco días una vez habían llegado a su destino, con lo cual, aunque solo se logró reducir ligeramente el número de contagiados en los diferentes vuelos, lo más impactante fue que entre los infectados los síntomas fueron menos discapacitantes y dos días más cortos entre quienes recibieron dicho suplemento previo a su itinerario. Esto es bastante importante, pues los aeropuertos y aviones son focos comunes de infección para las enfermedades respiratorias, de hecho, en parte gracias a estas modernas infraestructuras es que cada día es más fácil que un microorganismo genere una pandemia. Así que el Sauco podría ser un elemento indispensable al momento de planear un viaje de negocios o vacaciones y evitar que sea arruinado por un desagradable compañero invisible que conozcas en la terminal.

Otros comandantes han decidido emplear el Sauco no de manera preventiva, sino justo cuando inician los síntomas de un Resfriado Común, tomándolo desde el primer día que se sienten indispuestos, confirmando que aún así es efectivo para mitigar síntomas y acortar la enfermedad. Por lo tanto, estos productos son un comprobado refuerzo para tus Fuerzas Protectoras Inmunitarias (FPI), ayudando a activarlas para que derroten con mayor facilidad una infección.

A pesar de los efectos anteriores, debemos confesar que aún no se ha probado rigurosamente la capacidad de prevención del Sauco sobre las infecciones de Gripe o Resfriado Común a largo plazo, lo que limita su uso a unos cuantos días previos a ponerse en una situación susceptible de contagio, o justo al aparecer los primeros síntomas, pero no te aconsejaremos tomarlo a lo largo del año, incluso ni durante el invierno, a menos que vayas a planear un viaje prolongado en avión o crucero. Por otra parte, su utilidad para tratar afecciones ya desarrolladas si se ha puesto a prueba en pequeños comandantes, a partir de los seis años de edad, siempre bajo la supervisión del comando central, con idénticos resultados a los observados en adultos, por lo que el Sauco es netamente un arma de refuerzo para momentos de ofensiva.

PLAN UNIFORM – ATAQUE.

Una vez se registra la envestida de uno de esos molestos microorganismos, desde los más benévolos hasta los más agresivos, será importante que como comandante dotes a tus FPI de municiones de Sauco, para ello, utiliza un suplemento o extracto en forma de cápsulas o jarabe, tomando en cuenta que su ingrediente único sea el Sambucus nigra L y siguiendo las indicaciones de consumo impresas en el empaque; otros tipos de Sauco, como el Rojo y Enano no han sido puestos a prueba, así que evítalos. También será útil que como comandante sepas que normalmente para las pastillas la dosis suele ser efectiva alrededor de los 800 miligramos y en los jarabes o gotas con 12 mililitros por día, preferiblemente divididas en dos a tres tomas diarias. No valdrá la pena que incrementes más la dosificación, pues aunque estos suplementos nutricionales suelen ser muy seguros, muchas veces pierden efectividad, o la misma se invierte, al exagerar su formulación.

Otras forma son las patillas de dilución lenta o las gomas, y aunque estas no han sido puestas a prueba, se presume deben funcionar tanto en adultos como en niños de seis a 12 años, nuevamente siguiendo las recomendaciones de uso del fabricante y procurando lograr las dosis puestas a prueba. Por otra parte, evita los productos que combinan más de un ingrediente, bajo la premisa de que más es mejor, pues la realidad es que menos es mejor en este caso. Una de esas combinaciones es mezclar el Sauco con la raíz del Astragalus, pero esta última no cuenta con evidencia científica que valide su efectividad, así que la probabilidad de que estés despilfarrando tu dinero en un producto así es alta.

GINSENG.

ESTRATEGIA NUTRICIONAL 12
SOLO LOS ENTUSIASTAS COMENZARÁN A TOMAR GINSENG FRENTE A UNA EPIDEMIA.

La palabra Ginseng hace referencia a un grupo de plantas, la mayoría de ellas de origen asiático, así como a sus muchos productos derivados, que a su vez son recomendados para múltiples usos terapéuticos, siendo los más famosos incrementar el nivel de energía, así como hacer al organismo más tolerante a condiciones extremas, como fuertes y prolongados inviernos o al estrés de la vida cotidiana. Estas circunstancias muestran que dichos suplementos tienen alguna influencia sobre el Sistema Inmunológico, algo que ha sido comprobado en varios estudios de laboratorio, sin embargo, para que tu cuerpo se beneficie de ello hay que saber elegir tanto el tipo de Ginseng, como la forma de utilizarlo.

Las clases de Ginseng más populares en el mundo son el Coreano (Panax ginseng), Americano (Panax quinquefolius) y Siberiano (Eleutherococcus senticosus), las dos primeras pertenecen al mismo grupo botánico, la familia Panax, solo que, como sus nombres lo sugieren, tienen sendos orígenes, por lo que comparten sus principios activos, mientras el tipo Siberiano es un Ginseng completamente diferente, motivo por el cual, si buscas alguna ventaja para tus Fuerzas Protectoras Inmunitarias (FPI), deberás estar centrado en los dos primeros, el Coreano y Americano, ya que solo estas plantas cuentan con un grupo de sustancias conocidas en conjunto como Ginsenósidos, compuestos que en ensayos clínicos han demostrado ser capaces de fortalecer a tus soldados, así como organizarlos mejor para un ataque más efectivo contra esos enemigos invisibles.

En condiciones reales, esto ha significado que utilizar el Ginseng durante tres meses o más, hace posible reducir levemente la cantidad de Gripes anuales en las personas sanas, así como mejora la capacidad respiratoria de pacientes con enfermedades pulmonares crónicas; dos importantes efectos que sugieren que dichas plantas podrían ser útiles para enfrentar pandemias que afectan el sistema respiratorio. Además, se ha visto que varios de los Ginsenósidos logran limitar la respuesta inflamatoria que se produce cuando una infección agrede órganos como los pulmones, ayudando a evitar la llamada Tormenta de Citoquinas en las personas susceptibles a ello, así como hemos visto que previene la hipercoagulación sanguínea en animales inoculados con el virus de la Influenza tipo A (H1N1), o Gripe Aviar. Esto es muy importante, pues el virus COVID-19 produjo muchas muertes por estas causas durante su infame propagación desde China por el planeta entero.

Sin embargo, aunque todo esto suena muy impresionante, hay que recordar que todo ello se reserva principalmente a estudios de laboratorio y su potencial real en personas ha sido puesto a prueba en muy pocas ocasiones, por lo que tomar la decisión de ofrecerle a tus tropas este tipo de ayuda durante un ataque viral masivo tal vez solo deba reservarse para los más entusiastas. Por el contrario, si ya utilizas regularmente algún producto de Ginseng, es importante estar consiente de sus bondades sobre el Sistema Inmune y no suspenderlo durante una pandemia, siempre y cuando tengas en cuenta estos aspectos en tu plan estratégico.

PLAN VICTOR – VIGILANCIA.

Si eres de los que utiliza algún producto de Ginseng con una finalidad diferente a la de favorecer tu Sistema Inmune debes continuar haciéndolo, teniendo en cuenta que obtendrás un beneficio para tus soldados solo luego de más de tres meses de uso continuo, siempre y cuando, estos productos sean Extractos Estandarizados, busca estas complejas palabras en la etiqueta del envase donde se describen los ingredientes. Será mejor aún si se refieren al extracto G115, el de mayor calidad. En cualquier caso, esto quiere decir que el fabricante tomó la planta de Ginseng y la sometió a un proceso de concentración de sus sustancias activas para hacerla realmente efectiva, pues los dulces, tés, infusiones o el uso directo de la propia raíz no han demostrado ser efectivos respecto a cualquiera de sus propósitos de uso. Especialmente la raíz, que aunque es un elemento muy exótico y lleno de misticismo, normalmente se comercializa en su versión más inmadura, el Ginseng blanco, a pesar de que es la raíz envejecida durante más de seis años, denominada popularmente Ginseng Rojo, la de mayor concentración de sustancias activas, sin embargo, aún este tipo de raíz debe pasar por un proceso de condensación de sus sustancias para alcanzar efectividad.

Finalmente, la dosis, ya que como todo en nutrición, debes estar obteniendo suficiente para que realmente se logre el objetivo, en este caso entre 200 a 500 miligramos diarios, lo que significará tomar entre una a dos cápsulas al día, dependiendo del producto que tengas en casa. A pesar de que el Ginseng es muy seguro, dosis más elevadas son completamente innecesarias y comenzarían a generar efectos adversos. Por lo tanto, si todo esto te anima, y no estás tomando Ginseng aún, será tu decisión de comandante suministrar esta arma a tus soldados.

GLUTAMINA.

ESTRATEGIA NUTRICIONAL 13
DOTA A TUS SOLDADOS CON ARMAS DE AVANZADA, UTILIZA LOS MISILES DE GLUTAMINA.

Uno de los avances militares más impresionantes de los últimos años ha sido la creación de las Fuerzas Espaciales por parte del Gobierno de los Estados Unidos, una rama que depende de la Fuerza Aérea y busca proteger al planeta de las posibles amenazas extraterrestres. Obviamente, esta será una unidad que requiera de gran tecnología, de hecho, la Fuerza Aérea ya cuenta con sofisticados aviones y drones de combate, que hacen de este ejército uno de los más poderosos del mundo. La pregunta es si tú como comandante de tus propias fuerzas internas estas dispuesto a llevar a este nivel las capacidades de ellas, haciendo lo necesario para que nunca sean derrotadas.

La Glutamina, es probablemente el arma más avanzada con la que puedes dotar a tus soldados, una sustancia que es un amino ácido, similar a los componentes con los que tu cuerpo hace las proteínas, que tiene la capacidad particular de darle energía extra a todos tus soldados o células inmunes. A decir verdad, en tu cuerpo ya hay bastante Glutamina, pues en condiciones normales es producida por los músculos, además de que se ingiere en alimentos como la carne de res, el huevo, la leche y, en menor proporción, con algunos vegetales como el maíz. Sin embargo, el que ya cuentes con unos cuantos portaaviones no significa que otros adicionales te vengan mal, especialmente en caso de guerra, pues tu sabes que varios de ellos serán hundidos y por lo tanto tener una mayor flota te permitirá continuar luchando hasta la victoria.

Esos portaaviones extra, suplementos de Glutamina, han sido utilizados por muchos años en hospitales para favorecer la respuesta inmune de los pacientes más enfermos, aquellos que ingresan a una Unidad de Cuidado Intensivo (UCI), son sometidos a cirugías mayores, así como víctimas de quemaduras graves. Pero, a pesar de su complicado nombre y usos, este nutriente está lejos de ser un medicamento, ya que también son productos masivamente utilizados por deportistas alrededor del mundo, con dos objetivos principales, aumentar la masa muscular; algo en lo que colaboran, pero solo en quienes entrenan la fuerza, así como mejorar la resistencia física; en lo cual son aún más efectivos, pero nuevamente, solo en quienes entrenan regularmente para ello. Un tercer uso, menos valorado por la mayoría de personas es su capacidad de dar un impulso extra al Sistema Inmune, algo que está sustentado en tres hallazgos médicos: en animales ha probado prevenir la etapa inicial de una infección, por otra parte, se ha demostrado que en las personas con infecciones graves, las células inmunes, tus soldados, incrementan el uso de esta sustancia como su combustible para luchar contra la infección, y finalmente lo más importante, un grupo de deportistas a los que se les dio un tratamiento de Glutamina vieron aumentados sus niveles de inmunoglobulinas en la nariz; como aumentar el pie de fuerza de los guardias que custodian el ingreso a tus bases militares, para evitar que las amenazas externas ataquen por sorpresa.

Realmente de lo que estarías dotando a tu ejército es de algo llamado la inmunoglubulina A (IgA), una sustancia propia del Sistema Inmune que se encarga de marcar a los microbios provenientes del medio ambiente para que sean destruidos antes de invadir el cuerpo, una misión extremadamente importante para evadir los virus y bacterias que intentan ingresar por las mucosas de tu rostro (nariz, boca, ojos y oídos), por lo tanto, algo muy útil para enfrentar pandemias como las recientes SARS, Hantavirus, MERS y COVID-19.

Una ventaja adicional de la Glutamina es que también nutre especialmente a esas fuerzas élite llamadas Neutrófilos, algo muy importante, ya que estos soldados son especialistas en atacar las nuevas enfermedades, pues no dependen de la inteligencia militar para enfrentarse cara a cara con las amenazas que aparecen cada vez con mayor frecuencia. Un efecto que nuevamente ha sido evidenciado en deportistas, pues quienes usan este tipo de suplementos logran reducir en un 35% los casos de Gripe que se presentan con frecuencia durante los siete días posteriores a una gran competencia. Finalmente, si los sistemas de vigilancia fallasen, los altos niveles de este nutriente en tu cuerpo podrían ayudar a sanar rápidamente, pues tus fuerzas armadas tendrán incrementadas sus capacidades físicas y contaran con energía extra para ser más eficientes.

No obstante, un comandante inteligente no manda construir más portaaviones en tiempos de paz, así que debido a que la Glutamina es algo tan especializado, debería reservarse solo para los momentos críticos, situaciones como:

Estar sometido a un gran nivel de esfuerzo físico y mental, por trabajo o en deportistas élite.

Cuando las noticias comienzan a mostrar el surgimiento de una importante epidemia en tu región.

En los individuos más susceptibles de ser víctimas de una amenaza biológica, como pueden ser los diabéticos, quienes han tenido problemas cardíacos serios, hipertensos, enfermos de cáncer o aquellos con problemas pulmonares crónicos; sin embargo, aún en estas personas solo en las situaciones de riesgo de un contagio serio.

Vegetarianos estrictos; ya que en los vegetales la concentración de este nutriente es baja. Aclarando que estos productos suelen ser realizados por biotecnología, por lo que no deben contener ingredientes como leche, huevo o carne.

Personas mayores de 65 años de edad, especialmente si su apetito es bajo y están muy delgados.

PLAN WHISKEY – VIGILANCIA.

Sí bien es cierto que la Glutamina está presente en varios alimentos, comer más de ellos para elevar su concentración en el organismo no es una opción valida, pues tendrías que ingerir muchos alimentos en exceso, como grandes porciones de carne o seis huevos diarios, algo que alteraría completamente tu dieta y pondría en riesgo la salud. Por lo tanto, deberás utilizar suplementos. La mayoría de estos producto vienen en polvo o cápsulas con concentraciones entre un gramo (1.000 miligramos) a cinco gramos (5.000 miligramos) por dosis. En el primer caso tendrás que tomar tres dosis al día; media mañana, media tarde y en la noche. En el segundo ingerir dos dosis (media mañana y media tarde). Este protocolo debe comenzar a tomarse tan pronto se sospecha el inicio de un nuevo brote infeccioso y mantenerse durante uno o dos meses, los períodos de contención y mitigación de la epidemia. No obstante, los más susceptibles, o para infecciones tan graves como el COVID-19 no estaría mal sostener el tratamiento durante toda la duración de la pandemia, por lo general dos años. Recuerda que la Glutamina es un producto muy seguro y libre de efectos secundarios, aunque esto no significa que dosis más elevadas o por periodos de tiempo más prolongados sean necesarias, así como tomarla en tiempos de paz.

ESTRATEGIA NUTRICIONAL 14
¿HAS VISTO UN EJÉRCITO QUE NO SE EJERCITE?
¿ESTARÍAS ORGULLOSO DE COMANDARLO?

Sin importar cuantas armas otorgues a tus soldados, si por falta de condición física ellos no son capaces de cargarlas, moverse, correr velozmente o pelear, será un ejército fácilmente derrotado por cualquier agente infeccioso, por lo tanto, como director deberás liderar a diario el entrenamiento de tus tropas. Pero será muy importante dosificar el ejercicio, a menos que seas un gran apasionado por el deporte o un atleta de élite, en cuyo caso tendrás que reforzar las medidas nutricionales preventivas.

El sedentarismo afecta negativamente la salud de muchas formas, y tu Sistema Inmune no escapa a esos efectos adversos, por lo tanto, este tipo de personas suelen enfermarse con más frecuencia por infecciones respiratorias en comparación con aquellos físicamente activos, así que comenzar a moverse, en caso de que no lo estes haciendo, será de gran ayuda para tus Fuerzas Protectoras Inmunitarias (FPI).

Para llevar al máximo el efecto beneficioso del ejercicio

sobre tus soldados, Neutrófilos y Linfocitos, la constancia será indispensable, pues aunque muchos ejércitos se preparan arduamente para ir a la guerra, en tu caso puntual, la constancia priorizará sobre el esfuerzo que pongas cada vez que entrenes, pues tu Sistema Inmune se fortalecerá solo después de tres meses de ejercicio continuo y se mantendrá así siempre y cuando te mantengas ejercitándote; la ventaja es que el ejercicio debe ser preferiblemente de intensidad leve a moderada, para los más técnicos entre 60% a 75% de la frecuencia cardíaca máxima. Sin embargo, este plan de entrenamiento debe llevarse a cabo en cinco días de la semana y con una duración de 30 a 45 minutos en cada ocasión. Para algunos esto significará un gran esfuerzo, pero para otros podría representar una reducción bastante considerable en su periodización del entrenamiento, pues están acostumbrados a ejercitarse mucho y participar en eventos de alta exigencia como triatlones, maratones o pruebas de ciclismo de larga duración, pues bien, estos deportistas deben tomar conciencia de que ese tipo de deportes afectan negativamente la función inmune y los pone en riesgo de desarrollar infecciones intestinales y respiratorias; en términos reales hemos observado que participar en un evento como una media maratón puede duplicar el riesgo de sufrir una infección respiratoria en las siguientes dos semanas, algo a lo que los especialistas llamamos "la ventana abierta", para referirnos al tiempo posterior al ejercicio intenso en el que el sistema inmune queda deprimido debido a los cambios hormonales característicos de los esfuerzos pronunciados. Todo esto no implica alejarse de este tipo de prácticas, pero sí requiere poner en acción varias estrategias de las que hablamos en este libro, así como algunas que expondremos en instantes.

A lo anterior hay que adicionar que para los deportistas

profesionales una enfermedad podría arruinar fácilmente años de preparación física en el desafortunado incidente de que un Resfriado Común se presente justo los días de un torneo, así que el exceso de confianza al respecto podría ser muy nocivo, ya que el Sistema Inmune de cualquier persona se ve afectado por el esfuerzo físico, psicológico y las diferentes condiciones medio ambientales. En definitiva, tanto para los que gustan poco del ejercicio, como para aquellos que aman hacer deporte a cualquier nivel, acompañar la práctica deportiva con estrategias nutricionales siempre será digno de una Medalla de Honor para su comandante.

PLAN XRAY – VIGILANCIA.

Si eres un perezoso comandante, por el bien de tus tropas, comienza a ejercitarte, siendo muy importante iniciar gradualmente, pues si el entusiasmo inicial te impulsa a ejercicios extenuantes los primeros días, luego de cada sesión estarías muy propenso a las infecciones durante aproximadamente una semana (la ventana abierta), algo que puede ser riesgoso en épocas de pandemias muy infecciosas o para las personas mayores de 65 años. Recuerda que la misión es bastante sencilla, ejercicio moderado 30 a 45 minutos, cinco veces por semana, por el resto de tu vida, eso si estas entre los 18 a 65 años, pues los más jóvenes deberán duplicar la duración diaria, mientras en los más sabios estará bien con procurar cumplir con media hora.

Debido a que el plan XRAY lo deben seguir la gran mayoría de personas en el mundo, así como es muy importante regular la intensidad de las sesiones, sería muy bueno que contaras con un dispositivo que mida la intensidad de los entrenamientos para evitar sobrepasar el umbral del 75% de la frecuencia cardiaca, no obstante, aquí tienes unos ejemplos de como la Organización Global Para Una Mejor Nutrición ha clasificado algunos ejercicios según el grado de esfuerzo que se pone en ellos.

Caminar.

Será de intensidad leve a moderada al hacerlo en terreno plano, sin cargar un peso superior a 24 libras o subir pendientes por mucho tiempo.

Bailar.

Para mantenerse como ejercicio leve a moderado, se debe hacer de forma recreativa, sin beber y/o fumar.

Reparaciones en casa.

Son actividades leves o moderadas cortar el césped, lavar o reparar el carro, trabajar en la cerca o pintarla, así como la carpintería.

Ciclismo.

Ir a una velocidad menor a 16 kilómetros (10 millas) por hora, para pasear o ir al trabajo, superar este límite convertirá el esfuerzo en intenso.

Deportes.

En el baloncesto, tenis, baseball, softball y volleyball, los juegos recreativos se consideran de esfuerzo moderado, a menos que decidas hacerlo un poco más competitivo.

Correr a una velocidad superior a 8 kilómetros (5 millas)

por hora (un kilometro en 8 minutos o una milla en 12 minutos), pasa a ser un ejercicio de alta intensidad.

El fútbol y natación en la gran mayoría de los casos son ejercicios de alta intensidad.

Por el contrario, las actividades sexuales, sin importar cuanto te esfuerces, no se consideran ejercicio físico.

Una vez superes estos parámetros deberías poner en práctica el siguiente plan.

PLAN YANKEE – VIGILANCIA.

Sé que muchos apasionados del deporte me leen asiduamente, así que no podría olvidar importantes recomendaciones para aquellos que les gusta sufrir un poco por el simple placer de decir; lo logré.

Procurar no hacer ejercicio intenso en ayunas, por lo menos durante los picos de brotes infecciosos. Así que comer una fuente de carbohidratos 20 minutos antes de iniciar sería lo ideal. Igualmente, ingerir una bebida hidratante que aporte azúcares en una concentración entre el 6 a 8% durante la práctica deportiva también ayudará a que tu cuerpo no se resienta demasiado por el esfuerzo físico.

Por otra parte, evitar las dietas demasiado estrictas que suelen hacer muchos deportistas para reducir su grasa corporal también será de gran ayuda, pues estas hacen que las sesiones de entrenamiento generen más estrés en el organismo y probablemente sean deficientes en importantes vitaminas y minerales que bajarán las defensas de tu cuerpo. Por lo tanto, para los deportistas apasionados, competitivos y profesionales, será incluso más indispensable poner en práctica constantemente las estrategias nutricionales basadas en vitaminas, minerales y probióticos.

Finalmente, sin importar tu condición física, género, edad y demás variables personales, sí llegas a ser víctima de una enfermedad infecciosa, es extremadamente aconsejable que suspendas cualquier práctica deportiva, pues tu misión será ir a un reposo estricto para que tus soldados luchen por tu salud sin que les impongas cargas adicionales.

ESTRATEGIA NUTRICIONAL 15
HAY PLANES QUE NO FUNCIONAN A PESAR DE SU FAMA.

Siempre he creído que de todo lo negativo se puede extraer algo positivo y viceversa, por lo tanto, si alguna enseñanza valiosa nos dejo la pandemia del COVID-19 es que toda la humanidad depositó su confianza en los científicos del mundo para el desarrollo de un tratamiento o vacuna, algo para lo cual no sirven de nada las palabras sin sustento o procurar engañar a los incautos con pócimas milagrosas, pues la prioridad era salvar la vida de miles y normalizar la de millones, algo que curiosamente es totalmente replicable a la nutrición, pues año tras año millones mueren por enfermedades relacionadas a una mala dieta y muchísimas más vidas se podrían mejorar con mejores prácticas alimentarias, pero todas basadas en la ciencia para que sean realmente efectivas, y aunque muchos gobiernos en el mundo reaccionaron bastante bien contra la pandemia, los discursos sobre nutrición no son controlados por nadie y muchos suplementos alimenticios se comercializan sin la regulación que la salud de las personas amerita, algo a lo que el Sistema Inmune no escapa, por lo tanto, también tendrás que planear como esquivar a quienes pretenden confundirte.

PLAN ZULU – VIGILANCIA.

Varios proveedores de armas buscarán enredarte al momento en que te encuentres bajo amenaza de ataque, en el caso puntual de protección contra afecciones virales, por lo que será común encontrar que la Vitamina A, Calostro Bovino o Factores De Transferencia, Espirulina, Jengibre y Cúrcuma, son ofrecidos como remedios efectivos o tratamientos preventivos para las enfermedades infecciosas, pero lo cierto es que la Vitamina A, pese a su fama por ser moderadamente útil en el manejo del sarampión en niños de 6 meses a 5 años de edad, además de un nutriente crucial para mantener la piel y la pared intestinal sanas; ambas consideradas barreras inmunológicas, no tiene efecto alguno más allá de la ingesta normal, de hecho, suplementada, ya sea en forma de ácido retinoico o beta caroteno debe ser manejada con precaución pues podría traer efectos adversos a tus Fuerzas Protectoras Inmunitarias (FPI).

El calostro es la leche de generan las hembras de los mamíferos, esto incluye a los humanos, durante la primera semana posparto, esta es una leche muy especial cuya función es ayudar a proteger al recién nacido a enfrentar el agreste mundo al que ha llegado, por ello la naturaleza ofrece un alimento muy rico en nutrientes y otras sustancias, entre ellas un compuesto llamado IgG, popularmente conocido como Factor de Transferencia. Debido a este principio se han desarrollados suplementos nutricionales a partir del Calostro Bovino, sin embargo, estos están orientados a proteger la salud intestinal de los niños y especialmente de los deportistas de alto rendimiento, así como de las personas inmunosuprimidas, pero no se han probado en infecciones respiratorias. Además, sus efectos se consiguen al ser ingerido en cantidades suficientes, por un periodo considerable de tiempo y sobretodo, cuando el producto dado a estos individuos es de muy alta calidad, por lo que en caso de pandemias respiratorias un buen comandante será capaz de enfocar bien sus recursos.

La Espirulina es bastante famosa, pero no son algas como muchas personas creen, son bacterias, una clase muy especial de ellas llamadas cianobacterias, las cuales suelen ser consumidas como suplemento nutricional, ya que su aporte nutritivo es una de las características que las han hecho populares, no obstante, este no es realmente extraordinario, pues aunque el contenido de proteína es del 60%, no es muy bien aprovechada por el organismo, algo que no es extraño en un alimento que se parece mucho a un vegetal, lo que a su vez la hace una muy buena fuente de fibra y otros nutrientes como la vitamina A, B12, hierro y selenio. Sin embargo, la mayoría de esto no cuenta, pues como suplemento se consumen solo alrededor de 8 gramos al día, por lo que se limita mucho el aporte real. Su reputación como inmunomoludador data de pequeñas pruebas realizadas en personas inmunosuprimidas, pero sin que los resultados sean realmente sorprendentes.

Finalmente, otro de los galardonados por su fama y falta de sustento práctico sobre el sistema respiratorio, el Jengibre, el cual es muy popular debido a los múltiples usos culinarios y medicinales que se le otorgan a su tallo subterráneo, al mismo tiempo tiene un sabor picante que deja cierta sensación irritante en la garganta al ser consumido, por lo menos en las personas más sensibles. Esta percepción es responsable de que se le otorguen propiedades antigripales y antiinfecciosas, algo que no ha sido sustentado desde lo científico; ni de forma experimental, ni en ensayos con personas. Por lo tanto, usos como antiinflamatorio o en el mejor de los casos para ayudar a aliviar los síntomas de la rinitis alérgica serán los más indicados, siempre y cuando se utilice en la forma correcta. Algo similar ocurre con la Cúrcuma, cuyas propiedades para tratar inflamaciones crónicas son interesantes, así como sus capacidades antioxidantes, pero no aplica su uso para las alergias o el fortalecimiento del Sistema Inmune. Por lo tanto, un buen comandante evitara engañar a sus soldados dándoles armas que no requieren para cumplir su misión.

VISITA AL PENTADECÁGONO.

El Pentágono es la sede del Departamento de Defensa de los Estados Unidos, así como el centro de comando militar más famoso del mundo, su nombre deriva de la forma del edificio en el que funciona, pero como tu ejército es mucho más poderoso que el de esa nación, merece un centro estratégico aún más imponente, al cual hemos llamado El Pentadecágono, en honor a las quince estrategias que incluye este libro. Y justo en esta primera visita queremos aprovechar para resolverte lo que consideramos será la duda más probable que tengas como comandante en jefe; ¿todas las estrategias y planes se pueden utilizar indiscriminadamente o existen recomendaciones para su uso? pregunta cuya respuesta es afirmativa, debes tener cierto orden al momento de dirigir tus tropas.

Básicamente, todas las estrategias en la modalidad de PLANES DE VIGILANCIA que se centran en tu nutrición, vitaminas, minerales y ejercicio, así como el uso de Probióticos, se pueden, y se deben, poner en práctica al mismo tiempo y todos los días de la vida, pues nunca se sabe cuándo vendrá el siguiente ataque furtivo del enemigo. En referencia al uso de suplementos, el Ajo y Ginseng, que tienen beneficios más allá del Sistema

Inmune, al ser utilizados con otra finalidad deben priorizar, de lo contrario, podrías usarlos puntualmente para favorecer tus defensas bajo los mismos criterios que los demás complementos, esto es, evita usar más de tres PLANES DE VIGILANCIA basados en suplementos simultáneamente.

En caso de sufrir un ataque, el cual se reconocerá por el inicio de los síntomas, igualmente será útil no combinar más de tres PLANES DE ATAQUE al unísono, priorizando la Vitamina C y el Zinc, con ayuda de algún otro plan de la misma modalidad de ATAQUE, como la Echinacea o el Sauco. Sin embargo, año tras año podrás ir combinando opciones y ver cuales funcionan mejor para ti, así mismo, muchas veces los precios de los tratamientos y el acceso a los mismos en tu zona será lo que límite su uso.

Finalmente, es común que en el mercado encuentres muchos productos que combinan múltiples vitaminas y minerales con plantas como la Echinacea o el Sauco etc, pero en general estas opciones no logran cubrir las dosis efectivas que cada nutriente o ingrediente requiere para ser funcional, así que tendrás que ser muy astuto y saber elegir el indicado o simplemente usar los ingredientes por separado, esto último suele ser lo más efectivo.

COROLARIO

LOS MEJORES ALIMENTOS PARA TU SISTEMA INMUNE
BASADO EN LA
CLASIFICACIÓN FUNCIONAL DE LOS ALIMENTOS®

GRUPO ALIMENTOS PROTECTORES.

Subgrupo Frutas Ricas En Vitamina C.

Fresa o frutilla, seis unidades.
Guayaba, media unidad.
Kiwi, una unidad.
Naranja, media unidad.
Papaya o lechosa, un tercio de una rebanada gruesa.
Piña o ananá, media rebanada delgada.

Subgrupo Vegetales Crucíferos.

Brócoli o brecól, tres trozos.
Coliflor, tres trozos.
Kale, cuatro hojas.
Repollo, tres cuartas partes de una taza.

Subgrupo Vegetales De Color Verde.

Espinaca, tres hojas.
Espárragos, cuatro tallos.

GRUPO ALIMENTOS FORMADORES.

Subgrupo Formadores Con Énfasis Protector.

Salmón, trucha arcoíris, esturión o caballa, 120 gramos o

4 onzas.

Atún, arenque y sardinas, 200 gramos o 7 onzas.
Leche o yogurt, 240 mililitros u 8 onzas (una taza).
Queso, 60 gramos o 2 onzas, si es grasoso reducir un tercio la porción.

Subgrupo Formadores Prioritarios.

Huevo, una unidad con su yema.
Pollo o pavo, una presa equivalente a 90 gramos o 3 onzas.
Carne de res, 90 gramos o 3 onzas.

Subgrupo Formadores Con Énfasis Energético.

Leguminosas, media taza ya preparadas.

GRUPO ALIMENTOS ENERGÉTICOS.

Subgrupo Energéticos Prioritarios.

Arroz y pan integral.
Aceites vegetales de oliva, canola, girasol, maíz, palma o mezclas, utilizados con moderación.

Energéticos Con Énfasis Protector.

Aceite de hígado de bacalao, una pequeña cuchara (5 mililitros).
Frutos secos; semillas de girasol, almendras, avellanas, pistachos, anacardos, maní y nueces de Brasil, 30 gramos (un pequeño puñado).
Avena.

Los subgrupos en la Clasificación Funcional de los Alimentos® de la GOBN incluyen muchos más alimentos de los enlistados, ya que aquí se limitó a aquellos que han mostrado de alguna forma beneficios sobre el sistema inmune.

AHORA ERES UNO DE NUESTROS MIEMBROS.

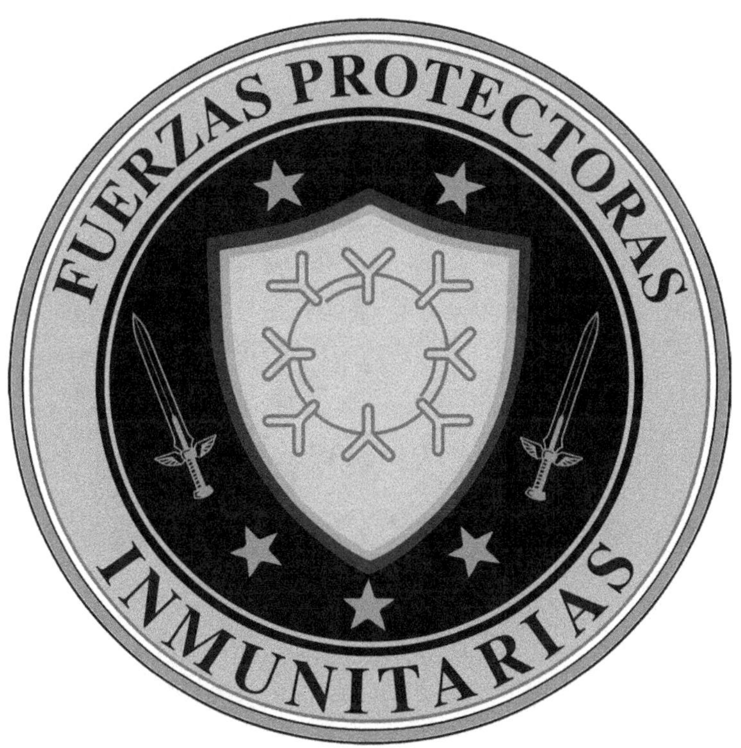

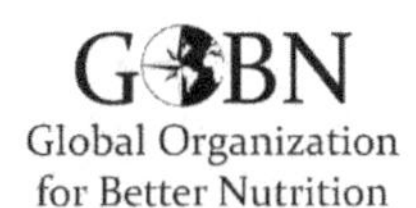

Organización Global Para Una Mejor Nutrición

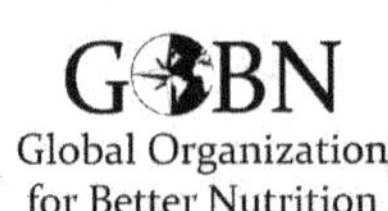

Global Organization
for Better Nutrition

Organización Global Para Una Mejor Nutrición

**15 ESTRATEGIAS NUTRICIONALES PARA
FORTALECER TU SISTEMA INMUNE**
y enfrentar la próxima pandemia.

Autor
**DR ANGEL
NUTRICION**

**ISBN: 978-958-48-9154-9
Promoción de la Salud.
Ciencia y Tecnología.**